冯志荣

川派中医药名家系列丛书

谢席胜　主编

中国中医药出版社
·北 京·

图书在版编目（CIP）数据

川派中医药名家系列丛书．冯志荣／谢席胜主编．—北京：中国中医药出版社，
2018.12

ISBN 978 – 7 – 5132 – 4981 – 2

Ⅰ．①川… Ⅱ．①谢… Ⅲ．①冯志荣—生平事迹 ②中医临床—经验—
中国—现代 Ⅳ．① K826.2 ② R249.7

中国版本图书馆 CIP 数据核字（2018）第 102044 号

中国中医药出版社出版

北京市朝阳区北三环东路 28 号易亨大厦 16 层
邮政编码 100013
传真 010-64405750
廊坊市祥丰印刷有限公司印刷
各地新华书店经销

开本 710×1000 1/16 印张 9.75 彩插 0.5 字数 161 千字
2018 年 12 月第 1 版 2018 年 12 月第 1 次印刷
书号 ISBN 978 – 7 – 5132 – 4981 – 2

定价 45.00 元
网址 www.cptcm.com

社 长 热 线 010-64405720
购 书 热 线 010-89535836
维 权 打 假 010-64405753

微信服务号 zgzyycbs
微商城网址 https://kdt.im/LIdUGr
官 方 微 博 http://e.weibo.com/cptcm
天猫旗舰店网址 https://zgzyycbs.tmall.com

如有印装质量问题请与本社出版部联系（010-64405510）

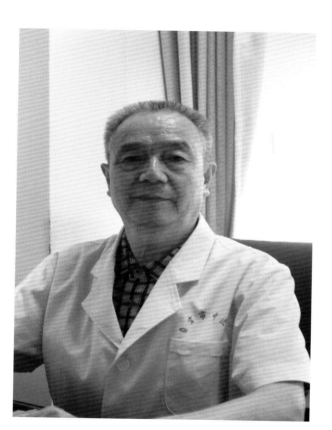

冯志荣主任医师

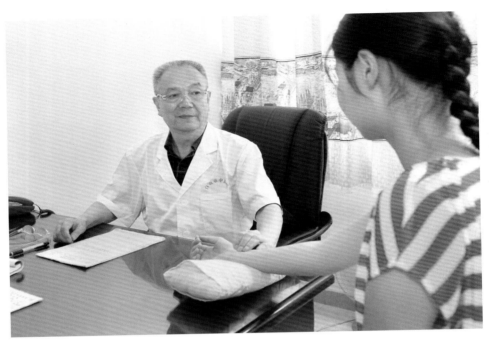

冯志荣诊病

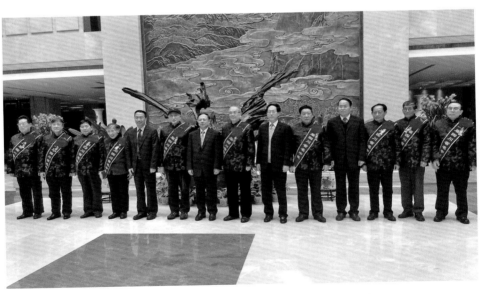

第二届"四川省名中医"冯志荣（左八）

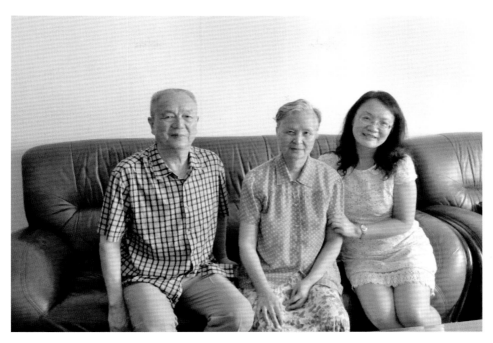

冯志荣夫妇与本书主编合影

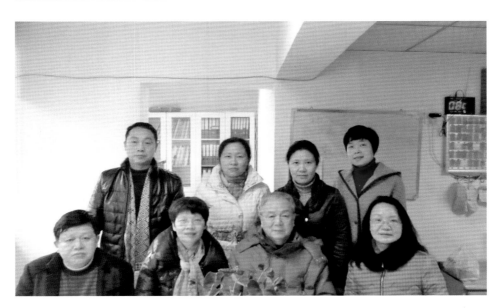

冯志荣与全体编委合影

自贡市中医医院   中药

处 方 笺

门诊/住院病历号_____   科室/病区_____   床位号 二
姓名 门德之   性别 男/女   年龄 64
开具日期 2014 年 12 月 27 日   费别 公费/自费
单位或家庭住址 自井都于
临床诊断及证型 神经血管性头痛。气血失和经脉拘急。

RP:

当归 15g   白芍 30g   地黄 30g   川芎 30g

姜蚕 10g   蝉蜕 10g   防风 10g   蜈蚣 去头足 2条

全蝎 洗 10g   酸枣仁 15g   首乌藤 50g   甘草 10g

常规煎取药液 300ml。每次
服 100ml、日服 3 次。夕前温
服。

冯志荣   5付

医师_____   药品金额及收讫章_____
审核_____   调配_____   核对_____   发药_____

注：1.本处方 2 日内有效
　　2.取药时请您当面核对药品名称、规格、数量
　　3.延长处方用药量时间原因：慢性病 老年病 外地 其他

冯志荣处方1

自贡市中医医院

处方笺

中药

门诊/住院病历号 _____ 科室/病区 _____ 床位号 _____

姓名 徐淑卿 性别 男/女 年龄 80

开具日期 2014 年 12 月 8 日 费别 公费/自费

单位或家庭住址 汇东新区

临床诊断及证型 冠心病 心绞痛 气虚血瘀

RP:

蒲黄(苞包)10g 赤芍10g 丹参15g 川芎15g

血竭2g 红花10g 降香10g 黄芪50g

党参30g 白术10g 枳实10g 甘草10g

常规煎取药液300ml、服法:每次

服100ml、日服三次、饭前温服。

5付

冯志荣

医师 _____ 药品金额及收讫章 _____

审核 _____ 调配 _____ 核对 _____ 发药 _____

注:1.本处方2日内有效

　　2.取药时请您当面核对药品名称、规格、数量

　　3.延长处方用药量时间原因:慢性病 老年病 外地 其他

冯志荣处方2

自 贡 市 中 医 医 院

中药

处 方 笺

门诊/住院病历号_____ 科室/病区_____ 床位号_____

姓名 范中天   性别 √男/女   年龄 45

开具日期 2014 年 3 月 8 日   费别 公费/自费

单位或家庭住址 内江市中区

临床诊断及证型 糖尿病·胃热阴伤·

RP：

北沙参10g 麦冬15g 石斛30g 知母50g

地黄30g 天花粉50g 葛根30g 枸杞30g

甘草10g

常规煎取药液300mL、每次服

100mL、日服三次，反复服。

冯志荣

医师_____   药品金额及收讫章_____

审核_____   调配_____   核对_____   发药_____

注：1.本处方2日内有效

2.取药时请您当面核对药品名称、规格、数量

3.延长处方用药量时间原因：慢性病 老年病 外地 其他

冯志荣处方3

总序———————加强文化建设，唱响川派中医

四川，雄居我国西南，古称巴蜀，成都平原自古就有天府之国的美誉，天府之土，沃野千里，物华天宝，人杰地灵。

四川号称"中医之乡、中药之库"，巴蜀自古出名医、产中药，据历史文献记载，自汉代至明清，见诸文献记载的四川医家有 1000 余人，川派中医药影响医坛 2000 多年，历久弥新；川产道地药材享誉国内外，业内素有"无川（药）不成方"的赞誉。

医派纷呈　源远流长

经过特殊的自然、社会、文化的长期浸润和积淀，四川历朝历代名医辈出，学术繁荣，医派纷呈，源远流长。

汉代以涪翁、程高、郭玉为代表的四川医家，奠定了古蜀针灸学派。郭玉为涪翁弟子，曾任汉代太医丞。涪翁为四川绵阳人，曾撰著《针经》，开巴蜀针灸先河，影响深远。1993 年，在四川绵阳双包山汉墓出土了最早的汉代针灸经脉漆人；2013 年，在成都老官山再次出土了汉代针灸漆人和 920 支医简，带有"心""肺"等线刻小字的人体经穴髹漆人像是我国考古史上首次发现，应是迄今

我国发现的最早、最完整的经穴人体医学模型，其精美程度令人咋舌！又一次证明了针灸学派在巴蜀的渊源和影响。

四川山清水秀，名山大川遍布。道教的发祥地青城山、鹤鸣山就坐落在成都市。青城山、鹤鸣山是中国的道教名山，是中国道教的发源地之一，自东汉以来历经 2000 多年，不仅传授道家的思想，道医的学术思想也因此启蒙产生。道家注重炼丹和养生，历代蜀医多受其影响，一些道家也兼行医术，如晋代蜀医李常在、李八百，宋代皇甫坦，以及明代著名医家韩懋（号飞霞道人）等，可见丹道医学在四川影响深远。

川人好美食，以麻、辣、鲜、香为特色的川菜享誉国内外。川人性喜自在休闲，养生学派也因此产生。长寿之神——彭祖，号称活了 800 岁，相传他经历了尧舜夏商诸朝，据《华阳国志》载，"彭祖本生蜀"，"彭祖家其彭蒙"，由此推断，彭祖不但家在彭山，而且他晚年也落叶归根于此，死后葬于彭祖山。彭祖山坐落在成都彭山县，彭祖的长寿经验在于注意养生锻炼，他是我国气功的最早创始人，他的健身法被后人写成《彭祖引导法》；他善烹饪之术，创制的"雉羹之道"被誉为"天下第一羹"，屈原在《楚辞·天问》中写道："彭铿斟雉，帝何飨？受寿永多，夫何久长？"反映了彭祖在推动我国饮食养生方面所做出的贡献。五代、北宋初年，著名的道教学者陈希夷，是四川安岳人，著有《指玄篇》《胎息诀》《观空篇》《阴真君还丹歌注》等。他注重养生，强调内丹修炼法，将黄老的清静无为思想、道教修炼方术和儒家修养、佛教禅观会归一流，被后世尊称为"睡仙""陈抟老祖"。现安岳县有保存完整的明代陈抟墓，有陈抟的《自赞铭》，这是全国独有的实物。

四川医家自古就重视中医脉学，成都老官山出土的汉代医简中就有《五色脉诊》（原有书名）一书，其余几部医简经初步整理暂定名为《敝昔医论》《脉死候》《六十病方》《病源》《经脉书》《诸病症候》《脉数》等。学者经初步考证推断极有可能为扁鹊学派已经亡佚的经典书籍。扁鹊是脉学的倡导者，而此次出土的医书中脉学内容占有重要地位，一起出土的还有用于经脉教学的人体模型。唐代杜光庭著有脉学专著《玉函经》3卷，后来王鸿骥的《脉诀采真》、廖平的《脉学辑要评》、许宗正的《脉学启蒙》、张骥的《三世脉法》等，均为脉诊的发展做出了贡献。

昝殷，唐代四川成都人。昝氏精通医理，通晓药物学，擅长妇产科。唐大中年间，他将前人有关经、带、胎、产及产后诸症的经验效方及自己临证验方共378首，编成《经效产宝》3卷，是我国最早的妇产科专著。加之北宋时期的著名妇产科专家杨子建（四川青神县人）编著的《十产论》等一批妇产科专论，奠定了巴蜀妇产学派的基石。

宋代，以四川成都人唐慎微为代表撰著的《经史证类备急本草》，集宋代本草之大成，促进了本草学派的发展。宋代是巴蜀本草学派的繁荣发展时期，陈承的《重广补注神农本草并图经》，孟昶、韩保昇的《蜀本草》等，丰富、发展了本草学说，明代李时珍的《本草纲目》正是在此基础上产生的。

宋代也是巴蜀医家学术发展最活跃的时期。四川成都人、著名医家史崧献出了家藏的《灵枢》，校正并音释，名为《黄帝素问灵枢经》，由朝廷刊印颁行，为中医学发展做出了不可估量的贡献，可以说，没有史崧的奉献就没有完整的《黄帝内经》。虞庶撰著的《难经注》、杨康侯的《难经续演》，为医经学派的发展奠定了基础。

史堪，四川眉山人，为宋代政和年间进士，官至郡守，是宋代士人而医的代表人物之一，与当时的名医许叔微齐名，其著作《史载之方》为宋代重要的名家方书之一。同为四川眉山人的宋代大文豪苏东坡，也有《苏沈内翰良方》（又名《苏沈良方》）传世，是宋人根据苏轼所撰《苏学士方》和沈括所撰《良方》合编而成的中医方书。加之明代韩懋的《韩氏医通》等书，一起成为巴蜀医方学派的代表。

四川盛产中药，川产道地药材久负盛名，以回阳救逆、破阴除寒的附子为代表的川产道地药材，既为中医治病提供了优良的药材，也孕育了以附子温阳为大法的扶阳学派。清末四川邛崃人郑钦安提出了中医扶阳理论，他的《医理真传》

《医法圆通》《伤寒恒论》为奠基之作，开创了以运用附、姜、桂为重点药物的温阳学派。

清代西学东进，受西学影响，中西汇通学说开始萌芽，四川成都人唐宗海以敏锐的目光捕捉西学之长，融汇中西，撰著了《血证论》《医经精义》《本草问答》《金匮要略浅注补正》《伤寒论浅注补正》，后人汇为《中西汇通医书五种》，成为"中西汇通"的第一种著作，也是后来人们将主张中西医兼容思想的医家称为"中西医汇通派"的由来。

名医辈出　学术繁荣

中华人民共和国成立后，历经沧桑的中医药，受到党和国家的高度重视，在教育、医疗、科研等方面齐头并进，一大批中医药大家焕发青春，在各自的领域里大显神通，中医药事业欣欣向荣。

四川中医教育的奠基人——李斯炽先生，在 1936 年创立了"中央国医馆四川分馆医学院"，简称"四川国医学院"。该院为国家批准的办学机构，虽属民办但带有官方性质。四川国医学院也是成都中医学院（现成都中医药大学）的前身，当时汇集了一大批中医药的仁人志士，如内科专家李斯炽、伤寒专家邓绍先、中药专家凌一揆等，还有何伯勋、杨白鹿、易上达、王景虞、周禹锡、肖达因等一批蜀中名医，可谓群贤毕集，盛极一时。共招生 13 期，培养高等中医药人才 1000 余人，这些人后来大多数都成为中华人民共和国成立后的中医药领军人物，成为四川中医药发展的功臣。

1955 年国家在北京成立了中医研究院，1956 年在全国西、北、东、南各建立了一所中医学院，即成都、北京、上海、广州中医学院。成都中医学院第一任院长由周恩来总理亲自任命。李斯炽先生继创办四川国医学院之后又成为成都中医学院的第一任院长。成都中医学院成立后，在原国医学院的基础上，又汇集了一大批有造诣的专家学者，如内科专家彭履祥、冉品珍、彭宪章、傅灿冰、陆干甫；伤寒专家戴佛延；医经专家吴棹仙、李克光、郭仲夫；中药专家雷载权、徐楚江；妇科专家卓雨农、曾敬光、唐伯渊、王祚久、王渭川；温病专家宋鹭冰；外科专家文琢之；骨、外科专家罗禹田；眼科专家陈达夫、刘松元；方剂专家陈潮祖；医古文专家郑孝昌；儿科专家胡伯安、曾应台、肖正安、吴康衡；针灸专家余仲权、薛鉴明、李仲愚、蒲湘澄、关吉多、杨介宾；医史专家孔健民、李介民；中医发展战略专家侯占元等。真可谓人才济济，群星灿烂。

北京成立中医高等院校、科研院所后，为了充实首都中医药人才的力量，四川一大批中医名家进驻北京，为国家中医药的发展做出了巨大贡献，也展现了四川中医的风采！如蒲辅周、任应秋、王文鼎、王朴城、王伯岳、冉雪峰、杜自明、李重人、叶心清、龚志贤、方药中、沈仲圭等，各有精专，影响广泛，功勋卓著。

北京四大名医之首的萧龙友先生，为四川三台人，是中医界最早的学部委员（院士，1955 年）、中央文史馆馆员（1951 年），集医道、文史、书法、收藏等于一身，是中医界难得的全才！其厚重的人文功底、精湛的医术、精美的书法、高尚的品德，可谓"厚德载物"的典范。2010 年 9 月 9 日，故宫博物院在北京为萧龙友先生诞辰 140 周年、逝世 50 周年，隆重举办了"萧龙友先生捐赠文物精品展"，以缅怀和表彰先生的收藏鉴赏水平和拳拳爱国情怀。萧龙友先生是一代举子、一代儒医，精通文史，书法绝伦，是中国近代史上中医界的泰斗、国学家、教育家、临床大家，是四川的骄傲，也是我辈的楷模！

追源溯流　振兴川派

时间飞转，掐指一算，我自 1974 年赤脚医生的"红医班"始，到 1977 年大学学习、留校任教、临床实践、跟师学习、中医管理，入中医医道已 40 年，真可谓弹指一挥间。俗曰：四十而不惑，在中医医道的学习、实践、历练、管理、推进中，我常常心怀感激，心存敬仰，常有激情冲动，其中最想做的一件事就是将这些中医药实践的伟大先驱者，用笔记录下来，为他们树碑立传、歌功颂德！缅怀中医先辈的丰功伟绩，分享他们的学术成果，继承不泥古，发扬不离宗，认祖归宗，又学有源头，师古不泥，薪火相传，使中医药源远流长，代代相传，永续发展。

今天，时机已经成熟，四川省中医药管理局组织专家学者，编著了大型中医专著《川派中医药源流与发展》，横跨两千年的历史，梳理中医药历史人物、著作，以四川籍（或主要在四川业医）有影响的历史医家和著作为线索，理清历史源流和传承脉络，突出地方中医药学术特点，认祖归宗，发扬传统，正本清源，继承创新，唱响川派中医药。其中，"医道溯源"是以民国以前的川籍或在川行医的中医药历史人物为线索，介绍医家的医学成就和学术精华，作为各学科发展的学术源头。"医派医家"是以近现代著名医家为代表，重在学术流派的传承与发展，厘清流派源流，一脉相承，代代相传，源远流长。《川派中医药源流与发展》一书，填补了川派中医药发展整理的空白，是集四川中医药文化历史和发展现状之大成，理清了川派学术源流，为后世川派的研究和发展奠定了坚实的基础。

我们在此基础上，还编著了《川派中医药名家系列丛书》，汇集了一大批近现代四川中医药名家，遴选他们的后人、学生等整理其临床经验、学术思想编辑成册。预计编著一百人，这是一批四川中医药的代表人物，也是难得的宝贵文化遗产，今天，经过大家的齐心努力终于得以付梓。在此，对为本系列书籍付出心血的各位作者、出版社编辑人员一并致谢！

由于历史久远，加之编撰者学识水平有限，书中罅、漏、舛、谬在所难免，敬望各位同仁、学者提出宝贵意见，以便再版时修订提高。

中华中医药学会　副会长

四川省中医药学会　会　长

四川省中医药管理局　原局长　杨殿兴

成都中医药大学　教授、博士生导师

2015 年春于蓉城雅兴轩

序

    冯志荣老师从事中医临床工作 50 余年，诊疗了大量疑难危重患者，疗效显著，活人无数，在盐都自贡可谓家喻户晓。冯老师治疗疾病，始终坚持以提高治疗效果，维护患者健康为首要目标。临床辨证注重病机分析，思考缜密，深思熟虑，立方用药，章法分明。

    我们随师左右，颇受教益，一直有个强烈愿望要将冯老师的学术思想、临床经验进行系统整理，以此报答冯老师的培养之恩，无奈种种原因此事一直搁浅。十分感谢四川省中医药管理局给予了科研经费的资助，使我们几位弟子得以重新聚集于冯老师身边，对冯老师的大量医案进行了整理，并通过多次对冯老师进行访谈，对他的学术思想和医疗特点采撷发微，予以总结，今将这几年的成果呈现给大家，希望能对中医临床的诊疗有所帮助。

    由于编者才疏学浅，不妥之处还请各位同道不吝批评指正！

谢席胜

2018 年 3 月

编写说明 ————————————————————————

　　冯志荣老师为享受"国务院特殊津贴"专家，全国老中医药专家学术经验继承指导老师，全国名老中医传承工作室建设项目专家。从事中医内科临床工作50余年，熟读经典，学验俱丰。擅长医治内科疑难杂症，疗效显著。本书从冯老师中医临床诊疗第一手资料入手，通过采集诊疗病例、典型医案、经验心得、对相关疾病论述等方面内容，对学术思想及临床经验进行了系统整理、归纳、提炼，以研究其独到的学术见解、临床辨证思维、有效方剂、典型病案，以期挖掘出冯志荣老师治疗内科疾病卓越疗效的高水平科学内涵。总结、提炼这些鲜活而实用的经验，以丰富和发展中医学术，提高中医临床诊疗水平。

　　本书承蒙四川省中医管理局经费资助（四川省中医药管理局项目：冯志荣学术思想和临床经验整理研究；项目编号：2014D017）。在撰写过程中，得到南充市中心医院和自贡市中医院领导和同仁的大力支持，在此一并表示感谢！

本书编委会

2018 年 4 月

目　录

生平简介

川派中医药名家系列丛书

冯志荣

冯志荣（1935—　　），大学本科学历，主任中医师。1963 年 8 月毕业于成都中医学院（今成都中医药大学）医疗系，同年被分配到自贡市第一人民医院中医科工作；1981 年 1 月调至自贡市中医医院从事中医临床工作至今，并于1981～1995 年期间先后担任自贡市中医医院副院长、院长。1997 年 7 月退休，被自贡市中医医院返聘为中医坐诊专家及技术顾问。

冯老师系享受"国务院政府特殊津贴"专家，全国老中医药专家学术经验继承指导老师，全国名老中医传承工作室建设项目专家，自贡市首批有突出贡献的中青年拔尖人才。曾担任中华中医药学会喘证专业委员会秘书、中医心病专业委员会委员；四川省中医药学会常务理事、内科专业委员会委员；四川省中医药学会医院管理专业委员会副主任，自贡市中医学会常务副理事长、自贡市科协常务委员等职务。

冯老师中医药理论造诣深厚，学术成就卓越，始终秉承"大医精诚"的宗旨，把弘扬中医药事业作为自己永恒的追求。潜心医道，淡泊名利，勤于思考，勇于创新。医疗技术精湛，对《伤寒》《金匮》等有较深的造诣。博采众方，衷中参西，学验俱丰。擅长医治内科疑难杂症，内科功底深厚，疗效显著，屡起沉疴。他高尚的医德和卓越的疗效在业界深受好评，声名远播。

冯老师始终工作在医疗卫生工作第一线，从事中医临床 50 多年从未间断，活人无数。80 多岁高龄仍坚持每周 4 次门诊，近五年来每年诊疗患者近 8000 人次。在 50 多年的中医临床工作中积累了丰富的临床经验，擅长诊治肿瘤、心脑血管疾病、脾胃疾病、肝病、慢性肾病、肺系疾病等疑难疾病，尤其对肿瘤、肝硬化、冠心病、心绞痛、慢性结肠炎、慢性肾病、糖尿病、痛风、结节性红斑病、脑动脉硬化等疾病的治疗疗效独特。精湛的医术，良好的效果解救了无数病患的疾苦和生命，得到了广大患者和同行的高度赞誉和认可。当地报刊、电视对其多次采访报道，2002 年中央电视台《中华医药》栏目曾对冯志荣治疗疑难杂症的经验做了专题报道。

冯老师临诊望闻问切，细察病机，辨证精准，因证立法，因法处方，因方遣药，随症加减，理法方药，丝丝入扣。善于发皇古义，融会新知，采撷所长。在对肿瘤的病机认识上，强调整体观察，认为其发生是人体整体的反应，而非仅仅是局部的病变。正气的不足是肿瘤发病的关键。在国内较早提出中医"扶正治癌"观点，总结了一套行之有效的治疗肺癌、消化道肿瘤、乳腺癌等多种肿瘤的中医药疗法，对中医扶正法治疗恶性肿瘤有较深的造诣，其治疗肿瘤的特色可概括为：扶正祛邪，贯穿始终；顾护脾肾，立足根本；辨证辨病，衷中参西；处方用药，灵活精巧。这些治疗特色有效提高了患者生存时间和生活质量。有关学术思想在《中医药研究》《实用中医药杂志》上发表。

冯老师认为，气阴两虚、络脉瘀阻、痰瘀内结为糖尿病慢性并发症的共同基础。治疗上非常重视活血化瘀药、虫类药、辛温通络药的使用，这一治疗措施极大地提高了治疗糖尿病周围神经病变等慢性并发症的疗效，求医者络绎不绝。有关学术思想在《四川中医》《中西医结合心脑血管病杂志》《中医药学刊》上发表。

对于慢性肾衰竭，冯老师认为该病呈现的是正虚邪实，虚实错杂，正邪相搏的病理过程。其中，虚主要在脾肾，实主要在湿热、瘀毒。治疗上主张健脾补肾，清热化湿，活血解毒。在临床上，为众多慢性肾衰竭患者延缓了疾病的进展。有关学术思想在《中国中西医结合肾病杂志》《四川中医》上发表。

在治疗脾胃病方面有自己独到的见解，师古而不泥古，治疗以辨证为主，证病结合，善取现代医学之长。注重"通""运""疏"，以通降胃气、健脾升运、疏肝理气为大法。对于慢性结肠炎，认为该病病位在大肠，但当责之于脾，久病及肾。治疗以补脾温肾，寒温并用为用药特色。有关学术思想在《实用中医药杂志》《河南中医》上发表。

对于痛风的认识，冯老师认为与素体脾虚、饮食不当、湿热内蕴最为相关，湿热外注皮肉关节，内留脏腑，发为痛风。病程日久，肺脾肾气化功能失常，正虚邪恋，循环往复。治疗上强调立足病机，详察病期，分清正虚邪实孰轻孰重，合理调配清热利湿和补益肺脾肾之品。有关学术思想在《中医药学刊》《四川中医》上发表。

冯老师具有很强的科研及创新能力。承担完成的科研项目"维君康蜜丸抗衰老的临床研究——161 例观察"获 1984 年自贡市人民政府重大科技成果三等奖、

1985 年四川省重大科技成果四等奖。"中西医结合治疗慢性肺源性心脏病急性发作期的临床研究"获 1988 年四川省中医药科技进步三等奖。"健脑软脉片治疗脑动脉硬化症的临床研究"获 1995 年自贡市科技进步三等奖、四川省中医药科技进步三等奖。"聪耳合剂治疗感音神经性耳聋疗效研究"获 1995 年自贡市科技进步四等奖。

冯老师身为全国老中医药专家学术经验继承指导老师、全国名老中医传承工作室建设项目专家，时刻以继承和发扬中医学为己任，他非常重视传承工作和人才培养，毫无保留地将多年积累的宝贵学术经验传授给学术经验继承人，先后带徒五人。他对学生要求严格，并时常教诲学生对学术要潜心精研，脚踏实地掌握好过硬本领，才能真正为患者治好病。他以渊博的医学理论、严谨的治学态度、精湛的医疗技术，潜移默化地影响着他的学生，使得学生均成为各学科的骨干及学科带头人。

（谢席胜　魏雪飞）

一、常见病经验总结

1. 慢性肾衰竭

慢性肾衰竭，是指各种慢性肾脏疾病持续发展，引起肾单位和肾功能不可逆地丧失，最终出现以代谢废物潴留，水、电解质、酸碱平衡紊乱，肾脏内分泌功能障碍等为主要表现的临床综合征。

冯老师认为，慢性肾衰竭从中医学角度认识，呈现的是一个正虚邪实、虚实错杂、正邪相搏的病理过程。其中，虚主要在脾肾，实主要在湿热、瘀毒。治疗上宜健脾补肾，清热化湿，活血解毒。

（1）病机认识

①脾肾亏虚是发病的基础：《内经》云："正气存内，邪不可干；邪之所凑，其气必虚。"这句经典名言明确地指出了疾病的发生与患者自身的正气虚损有密切的关系。冯老师对此有深刻的认识。他认为，慢性肾衰竭的发生，与患者自身肾脏本虚息息相关。因脾肾为人体先后天之本，在生理上相互资生，共同构成人体生命之基础，故在本病中虚损脏腑主要责之于脾肾，脾肾亏虚是慢性肾衰竭发生的基础。

②湿热、浊毒、瘀血是疾病进展的主要促进因素：慢性肾衰竭是一个由轻到重，病情逐渐进展的一个疾病。其间既有慢性进行性的不可逆损害，又有各种致病因素的干扰，使原本相对稳定的病情突然加重。对这类致病因素若能及时识别和祛除，可以在一定时期、一定程度上延缓慢性肾衰竭的进展。冯老师认为，湿热、浊毒、瘀血是慢性肾衰竭进展的主要促进因素。

湿热：患者在脾肾本虚的基础上，一旦感受外邪，则更容易导致脾肾功能失调。脾失健运，肾失气化，水液酿为湿浊。湿郁日久化热，湿热乃成。同时，目前我国慢性肾衰竭的病因依然以肾小球疾病为主，这类患者常常有长时间服用类固醇药物，多有典型的湿热证候表现。多数慢性肾病患者多见有中焦湿热之象，症见口干不欲饮、口气臭秽、纳差、恶心、呕吐、腹胀、大便干结或稀溏而秽臭等。

浊毒：慢性肾衰竭患者因病程日久，湿热久蕴，不得宣泄而成浊毒。此浊毒正如《金匮要略心典》云，系"邪气蕴结不解之谓"。浊毒之邪久留体内，必将进一步损伤脾肾和其他脏腑，导致病情日益危重。

瘀血：中医学有"久病多瘀""久病入络"的观点。叶天士亦云"初则气结在经，久则血伤入络"。《医林改错》言"久病入络为血瘀"。先贤的这些观点，均强调了慢性疾病存在血瘀这一病机。在慢性肾衰竭过程中，正气不足则血无以运，邪实阻滞则血运不畅，天长日久，久病入络，瘀血内停。

（2）中医治疗

①急则治其标：冯老师认为对慢性肾衰竭的治疗依然要遵循"急则治其标，缓则治其本"的原则。慢性肾衰竭以恶心呕吐、胃胀纳差、口气秽臭、头痛、心慌、尿素氮及肌酐水平明显增高等表现为主者，病情多属急重，应急则治其标，以求病情稳定。冯老师认为：湿热是病情加重的重要因素之一。处方中常常伍用赤小豆、白茅根、白花蛇舌草等药以清热、解毒、化湿。若以湿浊上逆为主者，常加芳香化湿、降逆止呕之品，如藿香、佩兰、陈皮、法夏等。毒素水平高时，冯老师往往加用小剂量大黄，此药不仅能加强肠道排毒，而且具有解毒泄热、活血化瘀等多种作用。

②缓则治其本：慢性肾衰竭通过祛邪治疗，病情的急迫得以缓解，肌酐、尿素氮水平有所下降，此时应该缓则治本，从本图治。所选方药以六味地黄丸、四君子汤为主。健脾补肾，喜以黄芪配怀山药和牛膝；益气补血，喜以黄芪配当归；以肾虚腰痛为主者，喜以杜仲配川断。通过固本之法，一可稳定病情，二可增强患者机体抗病能力，不易为外邪所犯。

③活血化瘀贯穿始终：慢性肾衰竭患者多有面色黧黑、舌现青紫或有瘀斑、舌下脉络曲张，脉涩等瘀血内停的表现。瘀血一旦形成，可使慢性肾衰竭患者病情加重或缠绵难愈。《读医随笔》云："瘀血若不驱除，新生之血不能流通，元气终不能复，甚有传为劳损者。"因此，瘀血在体内久留，必定导致脏腑功能更加衰退。冯老师认为，无论是疾病早期还是晚期，瘀血的病机始终存在，故活血化瘀应该贯穿始终，临证常加用当归、牛膝、赤芍、地龙、血竭、红花、益母草等药。

④顾护脾胃时刻不忘:《素问·经脉别论》云:"肾者,胃之关也,关门不利,故聚水而从其类也。"喻昌在《医门法律》中云:"胃气不存,中枢不运,下关上格,岂待言哉。"这些均说明了中焦脾胃的重要性。冯老师在慢性肾衰竭的整个治疗过程中,时刻防纯补、防纯攻,注重"保胃气"。用药中常配四君子汤、山药等补气健脾护胃之品,留一分胃气,存一分生机。

（3）验案分享

患者,男,32岁,因确诊慢性肾小球肾炎10年,发现肾功能异常2年,出现浮肿、恶心、乏力等症状半月而住院治疗,经查:血肌酐980mmol/L,尿素氮32.1 mmol/L,二氧化碳结合力13.9 mmol/L;血常规示血红蛋白67g/L;尿常规示尿蛋白(++),尿红细胞72/μL;B超提示双肾体积缩小、血流稀少;血压180/100mmHg。诊断:慢性肾衰竭(尿毒症期)合并高血压、贫血、酸中毒。患者不愿透析。虽经纠酸、控制血压、促红素和铁剂、药用炭等治疗,但肾功能改善不明显。查看患者:面色暗黄无泽,颜面及双下肢水肿,口气臭秽。诉恶心呕吐,胸闷,口干不欲饮,气短乏力,少尿,大便干结不畅,舌淡暗边有齿痕,苔黄腻而垢,脉沉细。诊断:慢性肾衰竭(脾肾两虚,浊毒内蕴,瘀血内停)。治法:健脾补肾,化湿降浊,排毒解瘀。方药:黄芪50g,当归10g,太子参30g,茯苓30g,白术30g,山药30g,牛膝30g,藿香10g,佩兰10g,竹茹10g,黄连5g,半夏10g,陈皮10g,赤小豆30g,白茅根30g,生大黄5g(后下),红花10g,川芎20g,甘草10g。水煎服,一日1剂。另:肾康栓1粒,每日3次塞肛。用药15天后,患者恶心呕吐消失,胸闷、水肿明显减轻,大便稍溏,一日2次,诉腰痛。原方减竹茹、黄连、半夏、陈皮,加杜仲、川断各30g。继服半月,全身症状明显改善,舌淡红,苔白腻,脉弦细。复查血肌酐360mmol/L,尿素氮13.7 mmol/L,二氧化碳结合力23 mmol/L;血常规示血红蛋白81g/L;尿常规示尿蛋白(+)。

2. 难治性肾病综合征

难治性肾病综合征是指原发性肾病综合征具备下列任何一项者:①经强的松标准疗程治疗无效者;②经强的松标准疗程治疗缓解,但常复发(一年内复发超过3次或半年内复发超过2次)者。本病是目前临床治疗最为棘手、预后较差的肾病,其中以膜性肾病为代表。该病经久不愈,可诱发严重感染、急性肾衰竭、血栓栓塞等致命的并发症,最终可发展成为慢性肾衰竭。此类患者,在激素和其他免疫抑制剂疗效不明显，病情缠绵难愈之际，往往转向中医治疗。除了肾病综合征本身的病理生理改变外，在使用了长时间激素和其他免疫抑制剂的情况下，病机特点发生了很大变化。此时如果依然按照既往中医治疗原发性肾病综合征的思路常常难以奏效。冯老师治疗此类患者，在强调治本的同时，特别关注病变过程中兼夹的湿热、热毒、风邪及瘀血的祛除。

（1）脾肾亏虚为发病之本

《内经》云："正气存内，邪不可干；邪之所凑，其气必虚。"明确指出了疾病的发生与患者自身的正气虚损有密切的关系。《诸病源候论》云："水病无不由脾肾虚所为，脾肾虚则水妄行，盈溢肌肤而令身体肿满。"在一定程度上阐述了本病的病因病机。冯老师认为，肾病综合征最初的发生，与患者脾肾虚损有密切关系。明代张景岳提出"温脾补肾"是为治疗本病的大法。在治疗上，冯老师谨守古训，非常重视补肾健脾之法的应用。冯老师临证常选四君子汤加黄芪、怀山药、芡实、金樱子、菟丝子等药。尤其是黄芪配怀山药更是常用，此所谓"人之大气旺，自能吸摄全身气化，不使下陷"。黄芪性温，味微甘，能健脾益气，升阳固表，利水消肿；怀山药性平味甘，能补肾兼补脾胃。以黄芪配伍山药，正是取其脾肾双补、精气兼收的作用。

（2）湿热阻滞是导致疾病缠绵难愈的主要原因

肾病综合征患者由于长期大量蛋白尿的渗漏，机体的抵抗力减弱，正气不足，卫外失固，极易感受外邪，外邪入里化热，与体内水湿互结而为湿热；同时，患者长期使用激素，使机体抵抗力下降，易于合并各种感染。由于体内感染灶的存在，致使蛋白尿顽固难愈；或有的患者蛋白尿一度转阴，但因感染再度复发。西医所谓的感染，其临床表现主要相当于中医的湿热或热毒。以上两方面的因素均导致这类患者易湿热内停。针对此病机，冯老师认为应加强清热利湿，常选用薏苡仁、赤小豆、白茅根、白花蛇舌草、虎杖等药。

（3）风邪内扰是蛋白尿久不消除的重要原因

大量蛋白尿时，患者尿中泡沫丰富。冯老师认为，此与风邪有关。"风性开泄"，风邪内扰，精微外泄，而出现大量蛋白尿。对于反复感受风邪或风邪久羁，内扰于肾的患者，蛋白尿多持久而难以消除，此时冯老师除喜用苏叶配炒山楂外，常以虫类药物搜剔风邪，逐风于外，选用药物有僵蚕、蝉蜕、地龙、穿山甲等。

（4）气阴两虚，热毒内盛为常见

糖皮质激素乃"壮阳燥烈之品"，长期使用既可损伤气阴，又可导致热毒内盛。阴虚热盛，相火内扰于肾，可致蛋白尿难以消退。治疗上宜益气养阴，清热解毒。方选知柏地黄汤合二至丸加减。热毒炽盛，症见蛋白尿伴见皮肤疖肿、舌红、苔黄、脉弦数或滑数者，治宜清热利湿解毒，方以五味消毒饮加减。

（5）肾络瘀阻贯穿始终

肾病综合征发病日久，迁延不愈。久病气机阻滞而致血瘀；日久正气损耗，气虚也可导致血瘀；或因湿热、热毒郁久不解而致血瘀。瘀血一旦形成，会使肾病综合征的病情更为复杂，故活血化瘀是治疗难治性肾病综合征的重要方法之一，此法贯穿于本病治疗的始终。冯老师临证常予以凉血活血化瘀治疗，所用药物有丹参、赤芍、水蛭、地龙、血竭、泽兰等。

（6）验案分享

患者，男，47岁，因反复水肿5月余，在当地查尿蛋白（+++），24小时尿蛋白定量为9.3g，白蛋白20.6g/L，诊断为肾病综合征。肾穿刺病理提示系膜性肾病（Ⅲ期），给予血管紧张素转换酶抑制剂（ACEI）、降脂、激素加环磷酰胺及对症治疗5个月无好转，要求中药治疗。患者入院时神志清楚，精神差。述乏力，腰酸，纳差，时有恶心，汗多，心烦，口干。查体：140/90mmHg，多血质面容，全身中度浮肿。双肺底叩诊呈浊音，听诊双肺呼吸音弱，无胸膜摩擦音，未闻及干湿性啰音。心率82次/分，律齐，心音正常，各瓣膜听诊区未闻及病理性杂音。前胸及后背多处毛囊发炎。腹胀，移动性浊音阳性，双下肢重度水肿。实验室检查：尿常规：PRO（+++），血常规：WBC 12.17×10^9/L；PLT 144×10^9/L；Hb159g/L。肝功能：TP 42.8g/L、ALB 18.9g/L、肾功能正常。24小时尿蛋白8.6g/L。血脂：总胆固醇11.12mmol/L、甘油三酯5.78mmol/L。电解质正常。免疫全套、肝炎病毒学、糖耐量、甲状腺功能、血尿本周氏蛋白等检查正常。B超：双肾大小正常，皮质回声增强。口唇红，舌淡边有齿痕，苔薄白，脉沉弱。辨证为脾肾亏虚，气阴两虚，热毒内蕴。在原西医治疗方案的基础上，给予健脾补肾、益气养阴、清热解毒、活血化瘀治疗。处方：黄芪50g，太子参30g，茯苓30g，白术30g，山药30g，芡实30g，金樱子30g，白花蛇舌草30g，虎杖20g，泽泻20g，泽兰 20g，苏叶 10g，炒山楂 30g，益母草 30g，地龙 20g，牛膝 30g，川芎 30g，血竭 10g，甘草 10g。水煎服，2 日 1 剂。此方坚持服用 3 月，尿检示蛋白（＋），24 小时尿蛋白定量为 1.65g，白蛋白 34.6g/L。

3. 糖尿病肾病

糖尿病肾病为糖尿病的主要微血管并发症之一，随着糖尿病患病率在世界各国的快速增长，糖尿病肾病已成为发达国家终末期肾脏病的首要病因。

据糖尿病肾病的临床表现，可归于中医的"消渴""水肿""虚劳""精气下泄"等疾病中。其发病多由消渴病日久，病情迁延影响及肾而致。

冯老师认为，本病病机主要系阴虚为本，燥热为标，两者互为因果，病程迁延，阴损及阳，脾肾虚衰，痰瘀内停，肾络痹阻所致。治疗上注重辨病辨与证相结合，既辨西医之病，又辨中医之证。强调紧抓病机特点，从虚从瘀入手，综合论治，尤其重视活血化瘀及通络药物的使用，认为及早、及时控制蛋白尿是治疗成功的关键。

（1）对糖尿病肾病病机的认识

中医认为，禀赋不足、饮食失节、情志失调、劳欲过度等原因均可导致消渴。消渴病变的脏腑主要在肺、胃、肾三脏，病机主要在于阴津亏损，燥热偏盛而以阴虚为本，燥热为标，两者互为因果。病程迁延，阴损及阳，脾肾虚衰，脉络瘀阻。冯老师认为，糖尿病肾病是消渴日久，伤及于肾的一个慢性症候群，病位在肾，涉及肺、脾、肝。病性乃从消渴，为本虚标实。发病之初，病在肝肾，气阴两虚，肾络瘀滞；病程迁延，阴损及阳，脾肾虚衰，肾络气血运行和津液输布障碍，痰瘀水湿停留，病变丛生。冯老师概括本病的主要病机特点为气阴两虚，脾肾不足，瘀血痰浊。

（2）对糖尿病肾病治疗的认识

在糖尿病肾病治疗方面，冯老师除注重肺脾肾虚的一面外，也特别关注瘀血、湿热邪实的一面；既重视药物的调理，也重视对患者心理的调节。在糖尿病肾病的诊疗中，认真收集四诊资料，同时仔细分析西医检查数据，辨病与辨证相结合，特别强调整体辨证与局部辨证、整体治疗与局部治疗的结合。

①分清标本虚实，强调标本兼顾：糖尿病肾病以肺脾气阴两伤，肾气亏损，瘀血内停，痰湿内留为特点。治疗上既要益气养阴、健脾补肾，又要活血化瘀通

络，清除湿热，化痰祛浊。常以四君子汤、补中益气汤、生脉饮、六味地黄丸等加减化裁以达到健脾、养阴益气、补肾等扶正之效。同时，常选择川芎、牛膝、桃仁、红花、丹参、地龙、鸡血藤、丝瓜络、鬼箭羽、益母草等活血化瘀通络；选用白茅根、芦根、萆薢、白花蛇舌草、泽泻、昆布、法夏等清利湿热，化痰散结以照顾标实。

在治疗糖尿病肾病过程中，冯老师喜用黄芪配伍天花粉，以大补脾气、养阴消渴、固蛋白、消水肿。黄芪，味甘性温，入肺脾二经，生用具有补气固表、利水退肿、托毒排脓、生肌等功效，炙用补中益气。《本草纲目》载"耆长也，黄芪色黄，为补者之长故名……"现代医学研究认为，其具有降低血糖，改善糖脂代谢；提高血浆白蛋白水平，减少尿蛋白排出，利尿消肿等作用。天花粉味甘、微苦，性微寒，入肺、胃经，"兼入少阴经"。《神农本草经》记载其"主消渴"；《本草汇言》曰："天花粉其性甘寒，善能治渴，从补药而治虚渴，从凉药而治火渴，从气药而治郁渴，从血药而治烦渴，乃治渴之神药。"为防范天花粉伤胃，冯老师临证还常配伍山药护胃健脾，兼能补肾降糖。三药合用，能有效控制血糖的升高，也可治疗蛋白尿。

②平衡患者心理，畅达气机为要：冯老师临证特别看重患者心情舒畅在疾病康复中的地位。在诊疗活动中，通过认真负责的态度让患者放心，通过和颜悦色地讲解和安慰让患者放松，更是通过药物畅达气机为患者疾病的康复奠定了良好基础。冯老师常引古人语："肝为万病之贼。""气血冲和，诸疾不生；一有怫郁，百病生焉。"《灵枢·本脏》云："肝脆则善病消瘅。"冯老师治疗糖尿病及糖尿病肾病喜用逍遥散加减化裁，也常仿李东垣治疗消渴的"和血益气汤"加减。对女性患者，还常加用郁金、合欢皮、青皮等疏肝解郁，调和气血，常能达到事半功倍的作用。

③辨病与辨证相结合：冯老师临证强调辨病与辨证相结合，既辨西医之病，又辨中医之证。常常告诫弟子要借助现代诊疗技术、现代医学理论、现代诊断思路对疾病做出明确诊断，以弥补中医在诊断、疗效判断上的缺陷。在对糖尿病肾病分期的基础上，给予患者不同阶段的中医辨证治疗，充分体现了冯老师在辨证上的精细化和治疗上的精准性。

④始终将蛋白尿的消除视为本病治疗成功的关键：现代医学认为，蛋白尿是

糖尿病肾病进展的独立危险因素之一，降低尿蛋白对该病的病程进展至关重要。糖尿病肾病患者一旦出现持续蛋白尿，则肾功能已有损伤，故他特别重视早期、及时地治疗蛋白尿。

中医认为蛋白尿属于人体之精微，由脾化生，由肾收藏。蛋白尿的出现，当属人体精微物质的外漏，是糖尿病日久波及肾脏的一个突出表现，是肺脾气虚，肾元亏损，湿瘀阻络，湿热瘀血停滞之候。治疗以益气健脾、活血化瘀、祛湿泄浊为贯穿始终之法，酌情使用补肾固摄之品。常用黄芪、太子参、沙参、白术、山药健脾益气；芡实、金樱子益肾固摄；泽泻、茯苓、猪苓、白花蛇舌草、白茅根、赤小豆等利湿泄浊；柴胡、郁金、青皮等疏肝理气，调畅气机；桃红四物汤、鸡血藤、丝瓜络、川芎、牛膝、泽兰、地龙等活血通络。诸药合用，脾肾得补、湿浊得清、瘀血得化，使精微得以固涩，从而有效减少尿蛋白的漏出。

此外，冯老师认为糖尿病肾病的治疗是一个综合管理问题，应十分重视对血压的控制及饮食的调理，并始终贯穿在慢性病的治疗中，用药精炼，更不能使用对肾脏有损伤的药物。

4. 血尿和蛋白尿

（1）血尿

血尿是慢性肾炎的常见临床表现之一，缠绵难愈，西药治疗效果不明显，患者因此常求治于中医。冯老师认为，慢性肾炎的血尿病机以脾肾不足、阴虚内热、瘀血内留为特点，治疗以健脾益肾、滋阴清热、凉血止血、活血化瘀为原则。

①脾肾不足为本：冯老师认为，血尿的形成与脾肾不足密切相关。肾为封藏之本，脾主统血。外邪入侵，肾虚则易失封藏之职，精微外泄，可见蛋白尿、血尿；脾虚则气血不循常道，血溢脉外，则见血尿。治疗上宜健脾补肾为法，选用四君子汤、六味地黄丸加减。冯老师常以此法作为治疗血尿的基础方和后继收功之法。特别是健脾之法的应用，既可保证凉血活血等药不伤脾胃，又可从病之本源巩固疗效。

②阴虚内热常见：血尿患者，病程冗长，镜下血尿持续，遇饮食燥热则血尿加重，常伴咽干、虚烦、舌质偏红。冯老师认为此系阴虚内热之候，常常加用凉

血止血之品，如白茅根、仙鹤草、侧柏叶、茜草、蒲黄等。

③瘀血内留贯穿始终：中医学认为，离经之血就是瘀。同时，血尿之症，病程缠绵日久，"久病入络""久病必瘀"。依据上述理论，冯老师认为，瘀血内留的病机应该贯穿血尿的始终。"瘀血不去，新血不得归经"，故治疗上予以活血化瘀治疗。活血化瘀药物中，冯老师喜用三七，认为血尿之症终究由血不归经而致，故其治疗当以止血为要，但治疗之时应寓止于活，故三七的使用可以做到止血不留瘀，止血与活血共行。冯老师常以三七粉兑服，嘱患者一次服3g，一天3次。对仅以镜下血尿为主的患者，就以三七一药治疗常能获效，这大大节约了卫生资源。

验案分享

患者，男，17岁，因蛋白尿、血尿、血压升高2年就诊。曾肾活检确诊为局灶节段硬化（FSGS）肾炎。尿常规：蛋白（++）、尿红细胞578/μL；24小时尿蛋白2.26g/L，肾功能正常。血压150/95mmHg。经予中等剂量激素、血管紧张素转换酶抑制剂（ACEI）、肾炎康复片、雷公藤多苷治疗半年。尿常规：蛋白（+）、尿红细胞478/μL；24小时尿蛋白1.13g/L，血压120/75mmHg。B超：双肾大小正常，皮质回声增强。要求服中药。诊见：腰酸痛，易疲乏，口干，二便正常，舌淡红，脉沉，激素已减至2粒。停激素及雷公藤等免疫抑制剂，继续ACEI控制血压。同时给予健脾益肾、凉血、活血、止血中药治疗。处方为：黄芪50g，西洋参30g，茯苓30g，白术30g，山药30g，白茅根30g，仙鹤草30g，侧柏叶15g，蒲黄15g，牛膝30g，丹参20g，甘草10g。水煎服，两日1剂。另三七粉，一次3g，一天3次。服药半月，尿常规：蛋白（±）、尿红细胞136/μL；24小时尿蛋白0.61g/L。守方继服一月后复查小便，尿常规：蛋白（－）、尿红细胞22/μL；24小时尿蛋白0.19g/L。

（2）蛋白尿

蛋白尿是慢性肾小球肾炎的另一个常见临床表现。大量证据表明，蛋白尿是患者肾脏病进展和死亡率增加的一个决定性因素。因此，减少和消除蛋白尿，是保护肾脏功能的重要措施之一。冯老师认为，与血尿的病机一样，蛋白尿的发生发展与患者机体脾肾亏虚关系密切，视为发病的根本。湿热、风邪、瘀血是蛋白尿经久不愈的主要原因。治疗上既注重健脾补肾、活血化瘀；亦重视清热、化湿、祛风等方法的应用。

①肾失封藏、脾失健运为蛋白尿发病的根本：中医学认为，肾为水脏，乃先天之本，藏真阴和元阳，受五脏六腑精气而藏之；脾为阴土，乃后天之本，输送水谷精微以培育和补养肾中精气，并有统摄气血和升清降浊的作用。肾虚不固，封藏失职；脾虚失运，清阳下陷均可导致精微下泄而出现蛋白尿。治疗以健脾固肾为原则，尤其注重健脾。唐容川《医经精义》言："脾土能制肾水，所以封藏肾气也。"说明通过健运脾气，可以助肾之封藏。冯老师临证常选四君子汤加黄芪、怀山药。黄芪性温，味微甘，能健脾益气，升阳固表，利水消肿；怀山药性平味甘，能补肾兼补脾胃，正所谓"人之大气旺，自能吸摄全身气化不使下陷"。为加强肾之封藏，常加芡实、金樱子、菟丝子益肾固涩。

②湿热之邪是导致疾病缠绵难愈的主要因素：慢性肾炎患者，使用激素后抵抗力下降，易于合并各种感染。由于体内感染灶的存在，致使蛋白尿顽固难愈；或有的患者蛋白尿一度转阴，但因感染再度复发。西医所谓的感染，其临床表现主要相当于中医的湿热或热毒，因而在慢性肾炎蛋白尿的病理因素中，湿热占有相当重要的地位。冯老师认为应加强清热利湿之力，常选用薏苡仁、赤小豆、白茅根、白花蛇舌草、虎杖等药。

③风邪扰肾是蛋白尿不易消除的重要原因：大量蛋白尿时，患者往往告知医生其尿中泡沫丰富。冯老师认为这种现象与风邪有关。"风性开泄"，风邪内扰，精微外泄，而出现大量蛋白尿。对于反复感受风邪或风邪久羁，内陷于肾的患者，蛋白尿多持久而难以消除，此时冯老师常以虫类药物搜剔风邪，逐风于外。选用药物有：僵蚕、蝉蜕、地龙、穿山甲等。

④瘀阻肾络亦为病机关键：慢性肾炎病程冗长，符合"久病入络""久病必瘀"的传统理论。一旦瘀血形成，瘀阻肾络，精气不能畅达，壅而外溢而成蛋白尿。治疗上非活血化瘀难以取效，冯老师常用泽兰、丹参、红花、川芎、桃仁、益母草等药治疗。

验案分享

患者，男，36岁。反复水肿、尿检异常2年。尿常规：蛋白（+++）、红细胞56/μL、白细胞21/μL；白蛋白23.5g/L。尿蛋白定量：6.85g/24h。B超查双肾、输尿管、膀胱未见异常，无高血压，肾功能正常。肾活检IgA肾病（Lee分级Ⅲ

级）。诊断为肾病综合征，IgA 肾病。给予强的松 1mg/（kg·d）、环磷酰胺（CTX）1g/月、双嘧达莫、血管紧张素转换酶抑制剂（ACEI）、金水宝胶囊、肾炎康复片、胃黏膜保护剂、钙片等治疗近 2 年，蛋白持续在 2g/24h 左右，肾功能正常，B 超：双肾大小正常，皮质回声增强。自停激素，要求服中药治疗。平时易感冒，感冒后查尿中蛋白及红细胞增加。面目肢体浮肿不明显，腰酸、乏力，咽痒，纳食可，大小便正常，舌质淡红，苔薄，脉细涩。尿常规：蛋白（++），红细胞 79/μL，隐血（++）。尿蛋白定量 2.52g/24h。证属脾肾两虚，风邪瘀血内停。治拟健脾补肾，祛风活血。处方：黄芪 50g，党参 30g，茯苓 30g，白术 30g，山药 30g，芡实 30g，金樱子 30g，僵蚕 15g，蝉蜕 15g，苏叶 10g，炒山楂 30g，牛膝 30g，川芎 30g，泽兰 15g，益母草 30g，甘草 10g。水煎服，两日 1 剂。此方坚持服用 2 个月，尿检示：蛋白（±），红细胞 16/μL。无明显不适症状。

5. 慢性肾小球肾炎

（1）概述

慢性肾小球肾炎，是由于多种原因引起的原发于肾小球的一组临床表现相似，而病理改变不一，预后不尽相同的免疫性疾病。本病临床表现为不同程度的蛋白尿、血尿、高血压和肾功能损害等。其共同的特征是病程较长，常在感染、劳累、精神刺激等因素作用下，病情反复加重。随着病程进展数年或数十年后，肾功能有不同程度减退，直至终末期肾衰竭。本病是国内终末期慢性肾衰竭的首位病因，可发生于任何年龄，但以青壮年为主，男性多于女性。

对于慢性肾小球肾炎的治疗，西医以防止或延缓肾功能恶化、防治严重合并症为主要目的。给予积极控制高血压、限制食物中蛋白及磷摄入量、活血化瘀、在确实仍有病情活跃的情况下投以糖皮质激素或联合细胞毒药物等综合治疗。但总体疗效并不突出。

冯老师认为，中医药治疗慢性肾小球肾炎，通过正确的辨证施治，既能有效地帮助患者撤减激素，减少蛋白尿、血尿；还可以巩固西药疗效，减少疾病复发。特别是中药扶正及对症的治疗，可改善患者症状，提高患者生活质量。

（2）对病因病机的认识

中医学中没有"慢性肾炎"的记载，归属于中医"水肿""腰痛""虚劳""血尿"等范畴。时振声老专家认为，慢性肾炎属于中医"阴水"，但有些慢性肾炎平时没有明显水肿，急性发作时突然面部浮肿，并有外感症状，此时可以按照中医的"阳水"论治。金寿山认为："关于定名，凡属急性者为风水，慢性而有水肿者为肾风，慢性而无水肿者为虚劳。"冯老师认为，上述这些专家的命名方法对初学者确定治疗有一定的指导意义，临床可以加以应用。

冯老师分析，本病的发生主要因患者素体正气不足，复因各种外邪内侵，伤及肺脾肾所致，外邪侵袭为本病的主要诱发因素，可以导致病情反复。关于正虚，冯老师特别关注肾虚，认为肾脏本虚是慢性肾炎发病的主要原因，脾肾亏虚为本病的病机关键。冯老师认为，其制在脾，其本在肾，脾肾两脏虚衰，加上外邪侵袭，可以相互促进，互为因果，形成恶性循环，导致疾病缠绵难愈。此外，肺的宣肃功能失调在本病发生发展过程中也有着重要地位，尤其是有外邪侵袭时，肺气功能失调的病机就更加突出。由于反复感受外邪，或激素等药物的应用，或患者情绪波动及久病必瘀，会兼夹有风寒、风热、水湿、湿热甚至湿毒、肝郁及血瘀等导致病情在本虚基础上的诸多标实。虚实并见是本病的突出病机特点，但强调"正虚"贯穿了疾病的始终，是一个十分突出的病理现象。即使有时邪实表现突出，也是在正虚基础上兼夹的一个现象。同时认为，水湿、湿热、瘀血既是本病的主要病理产物，也是慢性肾炎持续发展和肾功能进行性减退的重要原因。由于病程日久，反复用药，患者备受疾病困扰，情绪波动大，因而肝郁脾虚、肝郁化火等病机也要高度重视。

（3）对本病辨证及治疗原则的认识

冯老师认为，慢性肾小球肾炎首先要分辨虚实的孰轻孰重，虚又要分辨是哪个脏腑虚损为主。邪实需分辨是外感风寒还是风热，是兼有湿热还是兼有湿毒，是肝郁气滞，还是瘀血内停。在每次诊病时，还需要详查患者饮食、情志、劳动量、活动量等对疾病的影响，患者自身体质对治疗的反应等。也就是要辨明患者患病的素因、主因及诱因。以上情况一一辨识清楚后，才能谈具体施治。即根据上述素因、主因及诱因的不同，患者此次就诊表现的证型不同，采取相应不同的治疗措施，强调必须是个体化的治疗。

因为本病以虚实并见这一病理现象为特点，故冯老师认为本病治疗应标本结合。根据实则泻之，虚则补之的原则，或以扶正为主，或以祛邪为主，或标本兼治。扶正涉及补益肺脾肾。补肺，冯老师强调宜宣，用药宜轻，常选桔梗、杏仁、桑叶等；健脾，强调宜升，常选黄芪加四君子汤加减；补肾，强调补益肾元，平补缓图，喜用仙灵脾、川续断、怀牛膝、地黄、山萸肉、枸杞子、桑寄生、杜仲等。祛邪之法有祛风寒、散风热、利湿利水、清利湿热、清热解毒、疏肝解郁、活血化瘀等。尤其注重清利湿热、疏肝解郁、活血化瘀之法在祛邪中的应用。

对于肾炎水肿日久者，冯老师认为此时气机必然不畅甚至瘀滞，需要在方药中加用理气之品，气机一旦畅达，气则带动水液运化，水道随之畅顺，水肿也会减轻或消退。在辨证有气机不畅者，不可单纯妄加补剂，正所谓"流水不腐，户枢不蠹"。在各种祛邪之法的运用中，冯老师认为宜扶正祛邪，因"邪去正安"，故祛邪在客观上亦起到了扶正的作用。

冯老师认为，慢性肾炎的病理是非常复杂的，本病的根本原因虽然在于脾肾不足，但五脏之间的虚实、寒热可以互相转化相移，故治疗时应综合考虑。由于五脏相关，在脾肾虚损的同时，还会出现其他脏器的病变，如脾虚肝乘之、肾侮之，故补益脾肾的同时还要考虑到疏肝和渗湿的问题。

用药方面特别嘱咐不能较长时间使用苦寒药物，以免损伤正气。同时也指出本病尽可能不用滋腻碍胃之品及桂附等辛热之药，如果确实需要使用温补之法，桂、附之类温药剂量宜从小量开始，并采取渐进的用法。

冯老师还十分强调慢性肾炎的长期调治，对疾病早期的患者，治疗目的以减少蛋白尿、血尿，防治感染等加重因素为主。对于疾病后期的患者，则以延缓肾功能进展，防治合并症，改善生活质量为主。

慢性肾炎患者常因劳累、精神刺激等导致病情加重。《景岳全书》就有"凡劳倦之伤，虽曰在脾……实兼之五脏矣"的记载，《素问·生气通天论》曰"因而强力，肾气乃伤"，可见无论劳力，抑或劳心，皆可伤及五脏，使其虚损加剧，故冯老师每每嘱咐患者好好休养。《景岳全书》载有"盛怒不惟伤肝，肾亦受其害也"，故冯老师特别注重调畅患者情志。冯老师还积极倡导患者在药物治疗的同时配合食疗，常效仿岳美中老先生治肾病经验，使用《冷庐医话》中所载黄芪粥和时振声老专家采用的鲤鱼汤给予患者服食；告诫患者饮食以清淡为主，少食荤腥，低盐饮食，忌食辛辣、油腻、高脂饮食。冯老师还鼓励患者适当运动，在运动形式上提倡走路、打太极拳、练八段锦等，以更好地促进康复、巩固疗效。

（4）具体治法及方药

①益气健脾，补肾利水：本法适用于肺脾肾气虚，水湿内停证。症见颜面及双下肢水肿，面色萎黄，少气乏力，易感冒，不思饮食，腰背酸软，舌淡胖嫩或有齿印，苔白，脉细弱。《丹溪治法心要·水肿》云："因脾虚不能行浊气，气聚则为水，水渍妄行气当以参术补脾……"《景岳全书·肿胀》云："水肿本因脾虚不能制水，水渍妄行，当以参术补脾，使脾气得实，则健运而水自行。"冯老师对于此证型以健脾补气为第一要务，常用大剂量的黄芪（50～100g）作为健脾益气的首选药物以大补元气，同时辅以人参（或党参）、白术等加强健脾补气的功能，使脾的运化功能适时恢复，减少蛋白尿等精微物质的流失，减轻水肿。在健脾的基础上再给予益肾，常选用补肾药物有山药、熟地黄、何首乌、黄精、杜仲、牛膝、桑寄生、菟丝子等。在上述补肾健脾的方中，冯老师常加用陈皮或木香、砂仁等理气醒脾中药以防范补益药物碍脾之弊，同时也有通过理气达到助气化以消肿的目的；在扶正的同时，冯老师还常给予祛邪之剂，如加姜皮温阳利水，防己祛风利水，泽泻、茯苓、玉米须等利水消肿，这些药的加入在有效减轻水肿症状的同时，也体现了给邪以出路的用药思路。张景岳指出："水气本为同类，故治水者当兼理气，盖气化，水自化也。"冯老师处方时常配用小剂量麻黄或浮萍，取麻黄、浮萍宣上开肺，使肺气畅达，从而可尽通调水道之职而收消肿之效。

②温肾健脾，活血行水：本法适用于脾肾阳虚，水湿泛滥证。症见面色㿠白，畏寒肢冷，颜面及双下肢水肿明显，小便不利，腰部酸痛，下肢软或膝盖部酸痛，神疲倦怠，腹胀纳呆，便溏，舌淡胖，有齿印，脉沉细或沉细无力。常用肾气丸合防己黄芪汤加减。此证型冯老师常用在温肾利水的基础上加用培土制水法，即是用补脾气、温中阳的方药，以制因脾肾阳虚导致水液泛滥而形成水肿的一种治法。如患者水肿而腹胀、舌苔厚腻者，常用香砂养胃丸加大腹皮；水肿而纳差、神疲乏力、大便溏薄者，加参苓白术散加减；周身水肿、小便不利者，加用防己茯苓汤化裁；水肿而四肢不温、腹中冷痛、便溏者，加用附子理中汤。《素问·调经论》云："瘀血不去，其水乃成……污秽之血为血瘀。"冯老师在此证型中必加活血化瘀中药，如牛膝、益母草、泽兰、川芎、鸡血藤等，也常用当归芍药散加减。对于脾肾阳虚者，冯老师不主张单纯用温阳之品，除使用活血化瘀药外，常在温阳药中加用渗利及理气之品，一是给邪气以出路，二是给予温阳之品

以动力。

③益气养阴，清热活血：适用于久病气阴两虚，瘀血内阻证。此证型在慢性肾炎患者中较为多见。表现为面色无华或晦暗，少气乏力易感冒，手足心热，舌偏红，少苔，脉细或细数或细涩。此证型的形成：一是因为慢性肾炎病程较长，水湿阻滞，日久容易热化，热伤阴液而成；二是因为本病患者免疫力相对低下，容易发生各种感染。临床表现上以中医的湿毒、湿热为多，二者也易耗伤阴液从而导致阴虚。中医有"久病入络""久病必瘀"的理论，故病程中可发生瘀血，瘀血阻滞肾络可导致蛋白尿、血尿加重或经久难愈。冯老师认为，慢性肾炎日久，久病耗气，阴血亦亏，血脉为之阻滞，临证则见面色无华或面色晦黯、脉细涩；气虚则少气乏力，易罹患感冒；阴虚则午后低热或手足心热、口干咽燥或长期咽痛；气阴两亏，虚热内生则舌红少苔。常以参芪地黄汤为基础方加减化裁，健脾补肾，益气固摄。夹湿热者，配伍清热利湿之品，如萹蓄、瞿麦、白茅根、薏苡仁等；兼血瘀者，加活血化瘀之品，如牛膝、桃仁、红花、川芎、益母草等。

④兼夹外感的治疗：慢性肾炎的许多患者常因外感病邪而致病情复发或加重，故外感病邪对本病的影响不容忽视。慢性肾炎的加重、反复与外感风邪有着密切的关系，这种论点与现代医学所说的上呼吸道或皮肤感染，导致本病加重的观点一致。外感风寒或风热，肺气被扰，致肺气失宣，肺脏宣发肃降功能异常，母病及子，引起肺肾同病，导致水液代谢异常，肾脏封藏功能失职，水肿、蛋白尿、血尿复出或加重。冯老师非常重视患者合并外感的治疗，主张给邪以出路，抓住此机遇，疏解外邪，引导病情向愈。冯老师常使用宣肺法，可使潴留的水液从汗、尿而解，减少血尿、蛋白尿的发生。临床运用宣肺法治疗慢性肾炎有温宣与清宣之分：温宣法适用于外感风寒，肺失宣降者；症见恶寒发热，头身疼痛，咳嗽，咯白痰，口渴，颜面、四肢浮肿，尿少，舌苔薄白，脉浮紧；治宜温宣肺气，利水消肿；常用药如麻黄、桂枝、蝉蜕、荆芥、防风、生姜、紫苏子等。清宣法适用于外感风热，肺失宣肃者；症见头痛发热，咽喉肿痛，咳嗽，咯黄痰，口渴喜冷饮，颜面、四肢水肿，尿少赤涩，大便秘结，舌红苔薄黄，脉浮数；常用药如连翘、石膏、蝉蜕、桑叶、菊花、薄荷、牛蒡子、白茅根、浮萍、枇杷叶等。由疮疡为诱因发病或因疮疡导致患者病情加重或反复者，宜清热解毒佐以利水，以五味消毒饮合五皮饮加减。

部分慢性肾炎患者，内有湿邪黏着，外感风邪，风邪与湿邪相搏结于肾络，常用麻黄连翘赤小豆汤治疗。此方出自《伤寒论》，原文为"伤寒瘀热在里，身必发黄，麻黄连翘赤小豆汤主之"。柯韵伯之《伤寒附翼·卷上》云："此汤为麻黄汤之变剂也。"原方本用于湿热蕴结于内，又兼表邪不解的阳黄证。该方辛温发散，祛风之力强，能开鬼门、洁净腑。麻黄辛温发汗逐邪，开提肺气；连翘疏风清热解毒；杏仁肃降肺气，通调水道；桑白皮能去肺中水气；赤小豆性善下行，通利水道；生姜、大枣健脾和胃。诸药共奏祛风解表，解毒利水消肿之效。因风药居多，祛风之力强，且能祛湿，因此能除湿中之风，使风邪得以发散，湿邪由小便而出，对于治疗外感风湿或内有湿邪复感风邪的慢性肾炎疗效颇佳。

对于肺虚，经常外感者，冯老师以玉屏风散加减，以补益肺气。

⑤兼夹水湿的治疗：症见全身水肿，按之凹陷，小便短少，身重困倦，胸闷，纳呆，泛恶，舌淡苔白腻，脉沉缓。施以利水消肿。对于水肿，冯老师一贯主张淡渗利水，忌攻逐，常用五皮饮加减，常将茯苓皮、冬瓜皮、藕节、猪苓、泽泻、生薏苡仁、玉米须等较大剂量配入方中，缓缓图之，淡渗泄浊。对于慢性肾炎兼夹水湿这个证型，冯老师主张补泻相辅，开合相济，正如《内经》云："不能治其虚，安问其余？"《医学心悟》云："天地之理，有合必有开；用药之机，有补必有泻。"《诸病源候论·水肿病诸候》云："水病者，由肾脾俱虚故也。肾虚不能宣通水气，脾虚又不制水，故水气盈溢，渗入皮肤，流遍四肢，所以通身肿也。"故在淡渗泄浊的基础上，治以甘温补脾为主，温化为佐，以行壅滞之气，使脾土旺健，水湿得化；亦常常使用大剂量黄芪配合人参、白术、山药、陈皮等。如果水湿停滞日久，阳气大伤，需配合温阳化气之法。盖因肾阳不足，不能化气行水；脾胃阳气虚弱，不能运化水湿，通过温补脾肾可达利水，常加小剂量桂、附之类。在除湿药中，冯老师喜用苍术，认为此药对内湿疗效独特。对此证型的治疗，冯老师还常酌情加入一些如炒僵蚕、蝉蜕、苏木等以祛风为主之药。他认为，祛风药具开发腠理之功，可达祛风化湿之效。同时也会加入牛膝、川芎、鸡血藤等活血化瘀之品。

如果水湿日久化热，或过用温热之剂，临证呈现一派湿热之候，此时再不能从水湿论治，宜按照湿热辨证施治，常选用萆薢、瞿麦、益母草、车前子等。

⑥兼夹湿热的治疗：夹湿热的患者常为长期服用激素或饮酒之人。症见颜面

痤疮，时常咽痛，口干不欲饮，小便黄赤，舌红苔黄腻，脉濡数或滑数。对于湿热证，冯老师常遵循三焦辨证治疗，强调分利湿热、宣通三焦、通阳化气。湿热在上焦，则化肺气，常用佩兰、藿香、杏仁、炙枇杷叶、旋覆花、片姜黄等，方剂可选用杏仁滑石汤；湿热在中焦，则运脾气，常用陈皮、半夏、厚朴、木香、大腹皮、白豆蔻、草豆蔻、煨姜、黄连等辛开于中以调整脾胃功能，方剂可选用黄连温胆汤；湿热在下焦，主张化膀胱之气，投以淡渗分消之品，方如茯苓皮汤。如果下焦湿热伴阴虚者，可以选择知柏地黄汤加萆薢、六一散等。冯老师强调，对于单纯湿热，湿开则热随湿去，湿去再议清热，非热重湿轻者不要轻易使用苦寒药。对于慢性肾炎湿热证，清热常选用白茅根、赤小豆、白花蛇舌草、连翘、桔梗、地龙等药治疗。若湿热日久，导致脾阳不运，湿滞中焦者，用白术、厚朴、生姜、半夏之属以温运之。

对于慢性肾炎使用激素者，冯老师与时下大多数医者观点一致，认为激素的使用常可使患者易于伤阴和兼夹湿热，也有一部分患者兼夹湿热可以迅速化火，出现热毒内盛的表现。对于阴虚夹湿热者，给予滋阴清利，使用知柏地黄汤加萆薢、车前、六一散等治疗；对于化火者，加用五味消毒饮清热解毒。冯老师认为，滋阴清利和清热解毒的使用，可以减轻激素副作用，也可引导病情得到缓解。

⑦兼夹瘀血的治疗：夹瘀血的患者，常病程日久，面色晦暗，肢体各部位阵阵刺痛，肢体麻木或一侧肢体水肿更明显，舌质紫黯有瘀斑或瘀点。治以活血化瘀通络，常加用当归、川芎、三七、红花、桃仁、益母草、牛膝、地龙等。如果瘀血与水湿相合，湿瘀互结，则更使病情缠绵难已，症见水肿尿少、腰痛固定、舌质暗紫或有瘀斑、瘀点等，冯老师常用当归芍药散、桂枝茯苓丸合五苓散、五皮饮治之。

目前有部分学者根据患者肾活检病理来选择活血化瘀药物。冯老师认为，肾脏局部病理情况需要考虑，但使用活血化瘀药与否应以患者临床辨证是否有瘀血为主。活血化瘀要有适应证，也需注意每味活血化瘀药的药效异同，精准使用，尤其注意避免禁忌证。

⑧兼夹肝郁的治疗：兼夹肝郁者，常对病情焦虑，症见胸胁胀满不适、情志抑郁、情绪波动大、容易发怒。妇女可见乳房胀痛，月经不调，舌苔薄白，脉弦。《格致余论》言："主闭藏者肾也，主疏泄者肝也。"若肝失疏泄，可导致肾

失封藏，出现蛋白尿、血尿。对于因为情志所伤，突然出现蛋白尿、血尿或蛋白尿、血尿加重者，冯老师常耐心开导，悉心指导生活调摄，临证选用柴胡疏肝散、丹栀逍遥散加减。若见有肝血虚、肝阴不足者，加用一贯煎；见有肝阳上亢证时，宜平肝潜阳，方用天麻钩藤饮加减。对于养肝，冯老师推崇白芍，认为肾炎血尿与肝不藏血、血不归经有关，而白芍酸敛阴柔，故常配合使用。

冯老师在慢性肾炎的治疗中使用疏肝理气之品，不仅针对突然情志所伤者，而且对长期使用激素者，冯老师也非常重视疏肝理气之品的应用。冯老师认为激素的长期使用除了伤阴及易于夹湿热外，还有一个问题就是会导致气机的郁滞。气机郁滞可以进一步导致瘀血和痰湿的发生，故常在激素使用方中，佐加理气、疏肝等药。根据具体证型的不同，可选择香附、郁金、合欢皮、川芎、橘络、佛手、香橼皮等。

⑨食疗：对慢性肾炎，冯老师效仿岳美中老先生治肾病经验，使用《冷庐医话》中所载黄芪粥进行加味。即生黄芪30g，生薏苡仁30g，赤小豆15g，鸡内金（为细末）9g，金橘饼2枚，糯米30g。用法：先以水600mL煮黄芪20分钟，捞去渣，次入薏苡仁、赤豆，煮30分钟，再次入鸡内金、糯米煮熟成粥，作一日量，分两次服之，食后嚼服金橘饼1枚，每日1剂。

对于蛋白尿较多，白蛋白减低的患者，冯老师常效仿时振声老先生的鲤鱼汤让患者服食。即鲤鱼一条重一斤左右，生姜一两，葱二两，米醋一两共炖，不放盐，喝汤吃鱼。

（5）验案分享

患者，男，20岁。诊断为IgA肾病（Lee分型III级）3年余，服用激素（最初强的松剂量为30mg/d，现为10mg/d），雷公藤20mg（每天3次），厄贝沙坦300mg（每天4次）及肾炎康复片、双嘧达莫等治疗，病情尚稳定，蛋白尿长期在0.3～0.6g/24h，尿红细胞50～120/μL，血压及肾功能正常。1周前朋友聚会，饮酒后自觉下肢水肿复现，尿中泡沫增多，遂来就诊。血压115/70mmHg。尿常规提示：蛋白（+++），红细胞278/μL，24小时尿蛋白定量2.2g/24h，白蛋白36.2g/L，肌酐88.7μmol/L，胱抑素C 1.8mg/L，血脂正常。肾ECT：左肾GFR41.69mL/min、右肾GFR45.02mL/min。与其沟通，可能需要加用激素剂量，但患者拒绝，要求服中药调理。症见踝周凹陷性水肿，颜面痤疮。诉腰膝酸痛，纳呆，腹胀，小便短黄，大便溏、臭秽，舌质淡红，苔黄腻，脉滑数。冯老师查看患者后诊断为 IgA 肾病（Lee 分型Ⅲ级），中医辨证为肾虚湿热，目前以湿热邪实为主，湿热主要侵犯中下焦。宜燥湿清热、淡渗分消，药用陈皮、半夏、厚朴、木香、大腹皮、黄连、茯苓皮、生薏苡仁、猪苓、淡竹叶、白茅根、牛膝。患者纳呆、腹胀、大便溏、臭秽，系湿热肠道壅塞，除祛湿外，加消食化滞之品保和丸。上药水煎服，一日 1 剂。服 12 剂后小便利，水肿消失，食欲好转，大便正常，舌象转为淡红舌，苔白微腻。湿热已除，予以补肾健脾之剂继续服用。药用黄芪、党参、薏苡仁、白术、怀山药、茯苓、杜仲、山茱萸、川续断、牛膝、川芎、益母草、白茅根、甘草。服用 15 剂后复查蛋白（±），红细胞 29/μL，24 小时尿蛋白定量 0.2g。继续以黄芪粥进行调养。

本例患者为慢性肾炎 3 年余，长期服用激素，已成湿热之体，饮酒后湿热进一步内郁，侵犯中下焦，湿热困脾，下注于肾，三焦失调，决渎之令不行，导致水肿加重。本着"急则治标，缓则治本"的原则，冯老师先用燥湿清热、淡渗分消去其湿热，湿热清除后给予健脾益肾以固本，平素以黄芪粥调养，进一步巩固疗效。本案准确把握了病机，通过分阶段治疗，引导疾病走向好转。

6.2 型糖尿病

糖尿病是一组以高血糖为特征的代谢性疾病。高血糖则是由于胰岛素分泌缺陷或其生物作用受损，或两者兼有引起。2 型糖尿病多在 35～40 岁之间发病，占糖尿病患者 90% 以上。长期存在的高血糖，可导致各组织、器官发生不同程度的病理改变，特别是眼、肾、心脏、血管、神经的慢性损害、功能障碍。冯老师使用中医中药治疗 2 型糖尿病及其并发症有着丰富的经验和良好的效果，现总结如下。

（1）对病机的认识

2 型糖尿病患者的证候常不具有一般糖尿病三多一少的典型表现，而多表现为肥胖、倦怠乏力、口干、口苦、脉细，病程久者往往有舌质的紫暗、瘀斑、瘀点。冯老师从大量临床实践中总结出本病病机以肾阴亏损、脾气不足兼有血瘀为特征，加之现代生活节奏紧张、饮食多膏粱厚味、少运动等易致肝失疏泄，气机呆滞，痰浊内生，故肝郁脾虚湿滞亦是常见病机之一。

（2）病证相参，善取他人之长

冯老师非常重视对疾病的辨证，综合望闻问切以后才遣方用药。但又不仅仅拘泥于此，在辨证的基础上又常将现代医学对糖尿病认识的观点融进自己的处方中。如现代药理研究证实，人参、葛根、花粉、黄连具有明确的降糖效果。冯老师在需选择此类药物时，就优先择用有明确降糖效果者，有的放矢，大大提高了疗效。西医认为，糖尿病慢性并发症与机体组织蛋白发生广泛非酶糖化密切相关，使用抗非酶糖化的药物治疗慢性并发症有一定疗效。中药地黄、川芎、丹参、槐花、大蓟、小蓟、葛根经实验证实均有一定抑制蛋白非酶糖化的作用。冯老师治疗慢性并发症时，随证取用，每每获效。冯老师不仅善取西医之长，对同道的经验也吸收利用，若发现有价值的使用方法即将其融入于自身的实践中。冯老师非常欣赏施今墨先生治糖尿病使用苍术配玄参、黄芪配山药之法。他认为黄芪补气升阳，配山药益气固精；玄参滋肾养肝，苍术健脾燥湿又能防玄参之腻。从两个方面照顾了脾肾，使脾气得补，脾湿得燥，精微得以敷布，肾阴得养，肾气得固，精微不致下泄，血糖自然而降，尿糖自然转阴。冯老师治糖尿病方中常喜配此两药对，每获良效。

（3）辨证论治，标本兼顾

①肺燥津伤型：糖尿病早期以燥热津伤为主，表现为口渴、多饮、口干舌燥、尿频量多、舌边尖红、苔薄黄、脉数。治宜清肺润燥，生津止渴。自拟降糖1号：方中石膏、知母清热生津，沙参、麦冬、葛根、花粉、生地养阴润燥，黄连清热降火。如：张某，女，54岁。有糖尿病史2$^+$月。此次因口渴、口苦、多饮、多尿、尿黄、心烦、咽干、乏力就诊，舌红苔少，脉细数。空腹血糖8.8mmol/L。诊断为2型糖尿病，为肺燥津伤型。拟方：石膏30g，知母15g，太子参30g，麦冬20g，五味子15g，葛根30g，花粉30g，黄芪30g，山药3g，黄连5g，淡竹叶15g，甘草5g。2剂后诸症减轻，继服4剂，症状基本缓解。复查空腹血糖6.3mmol/L。

②气阴耗伤型：此型最为多见，常见于患糖尿病数年者。表现为神疲乏力，少气懒言，口干咽燥，多饮多尿，舌质淡，脉细。常有夹痰、夹瘀的表现。治宜益气养阴为主，自拟降糖Ⅱ号加减使用。方以生脉饮为基础，重用黄芪、花粉益气清热生津，配伍生地黄、熟地黄、怀山药、枸杞、女贞子健脾益气，补肾滋

阴。有血瘀者，加活血之丹参、川芎、红花等；兼湿浊者，加薏苡仁、佩兰、苍术等。如卢某，男，61 岁，有糖尿病史 7 余年。半月来疲乏感明显加重，胸闷，纳差，口干，咽干，不思饮水，尿量无明显增多，大便正常，舌淡边有齿痕，苔白微腻，脉细。空腹血糖 9.3mmol/L。诊断为 2 型糖尿病。为脾虚不运，气阴两伤型。拟方：太子参 30g，黄芪 50g，白术 15g，茯苓 15g，佩兰 15g，陈皮 15g，怀山药 30g，薏苡仁 30g，苍术 15g，玄参 15g，麦冬 30g，甘草 10g。4 剂后疲乏无力、胸闷大减，纳食增进，舌苔变薄白。上方减陈皮，加花粉 15g，继服 4 剂，症状明显好转，复查空腹血糖 7.1 mmol/L。

③肝郁脾虚型：患者常有乏力、口干、纳差、便溏、情绪波动大、肥胖、高脂血症。治宜疏肝理气，健脾益气。自拟降糖Ⅲ号，方选柴胡疏肝理气，党参、黄芪、山药健脾益气，花粉、玄参、葛根养阴生津，山楂、赤芍活血通络，配首乌、泽泻还有较好的降脂作用。如：吴某，女，46 岁。因体检时发现血糖、血脂升高就诊。症见抑郁，肥胖，疲乏无力喜叹息，口干不思饮，纳食尚可，大便溏，舌淡红、胖大，苔薄白，脉弦滑。空腹血糖为 8.2 mmol/L，胆固醇 6.23 mmol/L。诊断为糖尿病 2 型，高脂血症。辨为肝郁脾虚，痰浊内停证。拟方：柴胡 15g，黄芪 30g，党参 30g，白术 15g，茯苓 15g，泽泻 30g，合欢皮 30g，陈皮 15g，法夏 15g，丹参 30g，葛根 15g，甘草 10g。并嘱其配合饮食和运动疗法。4 剂后，疲乏、便秘消失，舌质淡红，苔薄白，脉细。守方去陈皮、法夏，加花粉 30g，山楂 30g，继进 8 剂，复查血糖为 6.0 mmol/L，胆固醇为 5.82 mmol/L。

（4）治疗慢性并发症

冯老师认为，消渴日久，气阴两虚，络脉瘀阻，痰阻内结为慢性并发症的共同基础。治疗上，非常重视活血化瘀药的使用。

①治疗周围神经病变：糖尿病周围神经病变常表现为手脚发麻、疼痛、感觉障碍等。本病久病入络，必须用虫类药方见效果，常选蜈蚣、白花蛇、乌梢蛇、全蝎等。久病致瘀，活血通络之品必须重用，常用五灵脂、乳香、没药等。对有痰浊阻络者常喜用白芥子，认为其善祛络中之痰。曾治一糖尿病周围神经病变患者，双脚麻木，灼热疼痛，间歇性出现电击样疼痛，一日几十次发作，非常痛苦，伴口干、乏力、尿黄，舌红苔黄，脉细数。投以黄芪 50g，生地 15g，花粉 30g，葛根 30g，黄连 5g，枸杞 30g，丹皮 15g，苍术 15g，黄柏 15g，鸡血藤

30g，白花蛇 1 条，全虫 15g，僵虫 15g，五灵脂 15g。2 剂获效，后连服 12 剂，诸症基本缓解。

②治疗心脑血管病变：糖尿病伴有脑动脉硬化，脑供血不足者常表现为头昏、头痛，甚至视物旋转。冯老师治疗本病时，常在辨证的基础上使用四物汤，并重用川芎、葛根，喜加天麻、蜈蚣等，常常一剂获效。对伴有心脏病变者，临床常有胸闷、胸慌，甚至心绞痛等表现，冯老师认为以心阳不振、心脉瘀阻两型最多见。前者常喜用桂枝瓜蒌薤白汤加减，后者常喜用桃红四物汤合失笑散化裁，尤其偏爱用姜黄。对有心绞痛发作者，常加蜈蚣 2 条。

③治疗糖尿病肾病：糖尿病肾病，特别有肾功能不全时，常常出现浮肿、蛋白尿、恶心呕吐，治疗非常棘手。冯老师认为治疗本病，一要注意活血化瘀并贯穿始终，二要注意毒邪的祛除。活血化瘀常选川芎、丹参、牛膝、三七等，清热解毒之品常用蒲公英、大蓟、小蓟。为增加毒邪的排出，常配用车前仁、薏苡仁等。对肾阳虚衰型，常以真武汤为基础温补肾阳。有呕吐、呃逆者，加用旋覆代赭汤。对气阴耗伤型，常在益气养阴、活血化瘀、清热解毒的原则下灵活用药。有呕吐者，用小半夏汤、橘皮竹茹汤；有蛋白尿者，主张在辨证的基础上加黄芪、益母草、蝉蜕、僵虫等。如陈某，男，68 岁，有糖尿病史 23 年，双下肢水肿 3 年余，诊断为糖尿病 2 型、糖尿病肾病、氮质血症期。来诊时精神差，思睡，疲乏无力，纳食尚可，便秘，尿量减少不明显，尿有白泡、味臭，双下肢膝以下凹陷性水肿，舌淡红，边有瘀点，苔黄滑腻，脉细。空腹血糖 8.7mmol/L，尿蛋白（+++）。诊断糖尿病肾病，为脾肾亏虚，湿浊内停型。投以生地 15g，山茱萸 15g，怀山药 30g，太子参 30g，白术 15g，茯苓 15g，薏苡仁 20g，泽泻 20g，益母草 30g，川芎 30g，黄芪 30g，大黄（后下）10g，蝉衣 15g，甘草 10g。2 剂后，水肿有所消退。守方继进 10 剂，踝部水肿以下午为甚，精神好转。尿蛋白（+）~（++），尿素氮、肌酐有所下降。

此外，冯老师治消渴喜结合食疗，认为药不能日日服用，食疗却能天天坚持。常嘱患者多食青南瓜、苦瓜等瓜类物质。青南瓜含大量果胶，在肠道形成胶状物，能延缓肠道对糖及脂肪的吸收。苦瓜里含有胰岛素样物质，能有效降糖。对便秘者，鼓励多食纤维素多的食物，如芹菜、韭菜等以利排便。饮茶者，提倡喝绞股蓝茶有利于降糖、降脂、降压。

（谢席胜）

7. 糖尿病便秘

糖尿病便秘是糖尿病的一个常见并发症，临床十分常见，是糖尿病胃肠神经病变的一种表现，多见于糖尿病病程较长、血糖控制差的患者。糖尿病便秘不仅给患者生活带来不便，还可能诱发或加重其他疾病，如心脑血管疾病、肛裂、痔疮等，需要积极予以处理。现代医学认为，糖尿病便秘与长期血糖升高，导致患者胃肠动力减弱，肠黏膜上皮细胞损伤及肠植物神经病变等有关。西医治疗本病除积极予以控制血糖，使用胃肠动力药及胃肠神经营养剂外，多采用泻剂，但疗效欠佳且极易反复。中医中药通过辨证论治，对糖尿病便秘有较好的疗效，具有一定的优势。

冯老师治疗本病，立足整体辨证，强调标本兼治，临证重辨病、辨证和对症治疗相结合，治疗中关注患者血糖的控制，强调生活方式的改变及情绪调畅的重要性，鼓励患者养成良好的排便习惯。临证辨证治疗，取得了较好疗效，现总结如下。

（1）对病因病机的认识

冯老师认为，糖尿病在中医内科归属于"消渴"范畴，以阴虚为本、燥热为标为病机特点。冯老师认为糖尿病便秘系消渴病迁延日久的一个并发症，乃大肠传导功能失常之候。《素问·灵兰秘典论》曰："水谷者，常并居于胃中，成糟粕而俱下于大肠……大肠者，传导之官，变化出焉。"说明大肠的主要功能为传导糟粕。冯老师认为糖尿病便秘的病在大肠，但与脏腑经络、气血津液等密切相关，是人体气血阴阳失调的一种表现，主要涉及的脏腑有肺、脾、胃、肝及肾。本病既有肺、脾、肾等脏腑亏虚，大肠传道失司的正虚一面，同时还有燥热、湿浊、瘀血、肝郁的标实一面，故具有本虚标实的特点。

冯老师认为，渴病日久，气阴两虚会越加严重，肺与大肠相表里，肺气肃降有利于大肠的传导。肺气虚，津液不布，则大肠传导无力；肺阴虚，阴虚内热，移热于大肠，均可出现便秘；脾居中焦，为气机升降、津液输布的枢纽。古人云"内伤脾胃，百病由生"，渴病日久，致脾气虚、胃阴伤。一因脾虚运化功能减退，大肠传导迟缓，宿便难于下行；二因胃阴虚火旺，耗津伤液，无水行舟，肠道失润，便秘乃生。肾司二便，渴病日久亦可损及肾脏。正如《素问·至真要大论》云:"大便难……其本在肾。"《医学正传·秘结》:"肾主五液,故肾实则津液足而大便滋润,肾虚则津液竭而大便燥结。"故肾阳不足,肾精亏损均可导致大肠传导失司而出现便秘。

患者消渴日久,心情忧虑,肝气不舒;加之糟粕阻滞,气机不畅,故本病必有肝郁气滞、传化失常存在。《灵枢·本脏》言"肝坚则藏安难伤,肝脆则善病消瘅"。《临证指南医案·三消》记载:"心境愁郁,内火自燃,乃消症大病。"肝失疏泄,木克脾土,脾失健运,可出现腹胀、便秘。正如《丹溪心法》所言:"郁者,结聚而不得发越,当升不得升,当降不得降,当变化不得变化也,此为传化失常。"肺脾气虚、肝郁气滞、肾阳不足,均可致血运无力,血瘀内停;脾气虚损,气化失常等可致湿浊停留。因此,糖尿病便秘的病机还存在燥热、肝郁、瘀血、湿浊等标证。

(2)治疗原则及治疗特色

目前中医治疗糖尿病便秘采用从瘀热、从肾、从阴阳气血津液论治及分型辨证论治等。冯老师根据糖尿病便秘病机的特点,常用的治疗方法有调理肺气、健脾益气、增液行舟、温肾通便、疏肝理气、活血化瘀、清热除湿等。

糖尿病便秘系肠道不通之症,当遵"六腑以通为用"之旨。但冯老师认为,本病因消渴病日久,本虚标实,通之法要用,但需注意分寸。告诫一定慎用峻泻药,大黄、芒硝用量一般偏小,中病即止,以免伤津耗气。最怕伐伤正气,造成久泻不止。

对糖尿病便秘的治疗,冯老师总结有如下要点:一是疏理肺气,即前人所谓"开上窍以通下窍""提壶揭盖法",常选用杏仁、桔梗、枇杷叶等降肺气以通便结。二是健运脾气,《内经》云"脾不足,令人九窍不通",健脾喜用白术、山药、黄芪等。尤其善用白术,认为白术性虽温燥,但正如《本草求真》曰:"白术富有膏脂,故苦温能燥,亦能滋润津液……"清代陈修园在《神农本草经读》中也记载:"白术之功在燥,而所以妙处在于多脂。"但用量须大,常用到50g。三是疏肝气,所谓"大气一转,其气乃散"。通过疏肝理气,气机调畅,有利于燥"结"散开,有利于腑气通畅。在疏肝一法中,冯老师常配用麦芽。如张锡纯所云,麦芽"虽为脾胃之药,实善舒肝"。麦芽能够促进淀粉性食物的消化,也有利于大肠的传导。四是温肾阳。虽然糖尿病为阴虚燥热、气阴两伤为多，但病程日久也有肾阳不足者。肾阳不足，温煦无权，寒自内生，凝滞肠胃，当加肉桂、附子、厚朴、干姜等温化之品，不通便而便自通。

糖尿病便秘病史较长，有瘀血阻络的征象，冯老师喜加桃仁、当归、牛膝等活血化瘀、润肠通便之品，往往可达事半功倍之效。对于湿热为害者，冯老师常遵循三焦辨证治疗，强调分利湿热、宣通三焦、通阳化气。湿在上焦，则化肺气；在中焦，则运脾气；在下焦，则化膀胱之气。若脾阳不运，湿滞中焦者，用白术、厚朴、生姜、半夏之属，以温运之。

（3）具体治疗

①非药物治疗：冯老师非常强调非药物治疗。临证悉心指导患者饮食起居的调摄，起到了非常好的治疗效果。他要求患者合理控制血糖，告知患者血糖控制越好，便秘的治疗效果也越好。他常引《证治要诀》之言："三消，小便即多，大便必秘。"盖系消渴为病，阴虚津亏，燥热内生，肠枯而便秘。现代医学对此有相同的认识，认为糖尿病便秘与高血糖致渗透性利尿、体内大量水分丢失、大肠水分过少有关，故控制血糖，减少渗透性利尿是改善便秘的一个关键。同时，冯老师还要求患者养成良好的生活习惯，定时排便，多饮水，多食纤维素丰富的蔬菜，坚持揉腹，做收腹提肛运动等，这对患者便秘的治疗和康复有非常重要的作用。

②辨证分型治疗

肺脾气虚，传送无力：此证型多见形体虚胖，虽有便意，但临厕排出困难，大便不干，或时稀溏。常伴腹部胀满，食欲不振，乏力。舌质淡，舌苔白腻，舌体边有齿痕、胖大，脉沉细。治宜补益肺脾，行气导滞。方选参苓白术散加减，常重用黄芪、白术，并加枳壳、槟榔等。

阴津亏损，无水行舟：此证型多见大便干结，甚者如羊屎，数日一行，伴口干多饮、多尿，舌红泛津，苔少。当益肺养胃，润肠通便。方选增液承气汤合麻子仁丸加减。冯老师最常加用的药物为天花粉配全瓜蒌。天花粉最早名为栝楼根，载于汉《神农本草经》，南北朝以后始以"天花粉"作为正名，具有清热泻火、生津止渴的作用。全瓜蒌，为瓜蒌的果实，其性甘、微苦，味寒，能清热涤痰、宽胸散结、润燥润肠。冯老师用天花粉配全瓜蒌以清热生津、润肠通便，临证不用泻药，但通便作用极好，常见奇效。

气滞不行，腑气不畅：此证型多见精神紧张，惧怕疾病，血糖波动大，大便秘结，欲便不得，嗳气频作，心烦易怒。舌质红，苔薄黄，脉弦细。治宜调肝理脾，通便导滞。方选丹栀逍遥散合麻子仁丸加麦芽化裁。

肾阳不足，传导失司：此证型多见大便难解，多日一行，手足不温，纳差，腰膝酸软，夜尿频多，乏力，倦怠，舌淡，苔少，脉沉细等。治宜温肾通便，方选济川煎化裁。

（4）验案分享

案 1　患者，女，65 岁，因大便秘结 1 年就诊。过去有 2 型糖尿病史 8 年余。查其形体肥胖，面白，乏力，多汗，纳差，大便干结难行，小便频数。舌淡红，苔少，脉细弱。证属气阴两虚，肠燥津亏。治以补肺益脾，滋阴润肠。以参苓白术散合增液承气汤加减。处方：黄芪 50g，太子参 30g，白术 50g，山药 30g，莱菔子 30g，花粉 30g，全瓜蒌 15g，杏仁 10g，桃仁 10g，火麻仁 15g，枳壳 10g，麦冬 12g，生地 15g，知母 10g，生大黄 5g。服药 2 剂后便解，上方去生大黄、瓜蒌，继进 10 剂后，大便每日一行。

案 2　患者，男，76 岁。大便秘结 7 年，近日加重，5 日未解便来诊。患糖尿病约 17 年，血糖波动大，既往多年服用大黄粉等治疗便秘。症见腹胀、纳呆，心烦易怒，大便秘结，排出困难，小便黄，泡沫多。舌红，苔薄黄，脉细弦。辨证为肝胃气滞化热，传导失司。治以疏肝健脾，解热行滞。予以丹栀逍遥散合桃仁承气汤加减。丹皮 10g，郁金 15g，栀子 10g，柴胡 10g，枳壳 10g，白芍 30g，白术 50g，杏仁 10g，桃仁 20g，当归 30g，麦芽 30g，生大黄 5g，炙甘草 10g，水煎服，一日 1 剂。服药 2 剂后，大便通畅，继续治疗 1 个月，大便二日一行，血糖也趋于稳定。

（汪明　谢席胜）

8. 痛风

痛风是由尿酸盐沉积所致的晶体相关性关节病，与嘌呤代谢紊乱和（或）尿酸排泄减少所致的高尿酸血症直接相关，主要包括急性发作性关节炎、痛风石形成、痛风石性慢性关节炎、尿酸盐肾病和尿酸性尿路结石，重者可出现关节残疾和肾功能不全。冯老师经过长期的临床实践，在治疗痛风方面，经验丰富，疗效显著，特介绍如下。

（1）对病因病机的认识

冯老师认为本病的形成：一为素体脾虚，饮食不慎，水湿内停，日久郁而化热，湿热内蕴；二为过食肥甘，伤及脾胃，酿成湿热，湿热外注皮肉关节，内留脏腑，发为痛风。湿热黏滞，留恋难解，故而病势缠绵。脾为水湿运化之枢纽，脾为湿困，津液敷布失调，肺肾气化失司。加之患者往往长期服用秋水仙碱等西药，脾肾受损，致肺脾肾同病。一旦肺脾肾气化功能失常，水湿转化输布障碍，湿浊清除更难，致使正虚邪恋，脾肾亏虚，湿热不去，故而病情日重，恶性循环往复。

（2）治疗经验

冯老师认为：本病的治疗要立足病机，详察病期，分清正虚邪实孰轻孰重，从而合理调配清热利湿和补益肺脾肾之品。

①一般治疗：注重改善患者不良生活习惯，控制总热卡，防止过胖。减少高嘌呤物质的摄入，如动物内脏、豆腐、酵母、沙丁鱼等。禁酒。鼓励多饮水，以利尿酸的排泄。

②辨证分期治疗

急性期治疗：痛风急性发作期关节红肿热痛明显，屈伸不利，好发于下肢负重关节，尤以第一跖趾关节和趾间关节居多。常有舌红苔黄或黄腻，脉滑数。基本方：姜黄、苍术、薏苡仁、海桐皮、萆薢各10g，防己、海金沙、桑枝、黄柏、牛膝各15g，五加皮50g，前仁30g。热甚加忍冬藤、红藤各30g；湿盛，加大苍术、萆薢用量；痛甚加蜈蚣2条，全虫10g，或加用活血化瘀之品如乳香、没药等。此期用药特点：以清热利湿为主，注重对湿热的分解，给湿邪以出路。五加皮量须大，认为其辛能散，苦能燥，且有良好的镇痛作用。在急性期中，尤其注意分辨新发痛风和慢性反复发作治疗上的不同。后者虽亦有关节的红肿热痛，但已有肺脾肾功能的受损。此时一定要详察病情，不可一见红肿就清热，而须注意扶正，顾护脾肾。

缓解期治疗：此期患者关节红肿热痛缓解，伴或不伴功能障碍或关节畸形。常有肢软乏力，纳差，腰膝酸软，舌淡或暗或有瘀点瘀斑，苔白腻或黄腻，脉滑。进入缓解期，病势趋于平缓。此时有充分时间对患者机体气化功能失调进行调理，标本同治。在急性期清热除湿用药的基础上，配用补益肺脾肾之品，从而打破代谢紊乱的恶性循环状态。伴乏力、肢软、气短、纳差等肺脾亏虚症状者，加用黄芪100g，党参30g，沙参20g；有腰膝酸软、夜尿多等肾虚症状者，加用杜仲、狗脊各30g。认为此二药既能补肾，又能除湿，相得益彰。病程日久者，症见怕冷、关节疼痛遇冷更甚、局部皮肤红肿不甚者，表明患者已有阳损存在，须使用温阳通络之品。常喜用当归四逆散化裁。对伴关节畸形、功能障碍，急性期后仍有关节固定疼痛、夜间更甚者，注意使用活血化瘀、化痰通络之品，常配用川芎30g，乳香、没药、白芥子、僵蚕、全虫各10g，蜈蚣2条。

辨证辨病相结合：西医认为本病形成系嘌呤代谢紊乱，致尿酸在体内堆积，从而造成痛风性组织学改变。冯老师治疗本病，辨证的同时结合辨病，常选用可增加尿酸排泄的药物，如淫羊藿、土茯苓、秦皮、车前草、薏苡仁、泽泻、萆薢、地龙等。现代药理证实：山慈菇含有秋水仙碱样物质，可以缓解痛风的发作症状，故而常常选用。通过有针对性地选用药物，提高了治疗效果。

对兼病的治疗：痛风为内分泌代谢性疾患，在患痛风的同时常伴有其他的代谢性疾病，如高脂血症、糖尿病、高血压等。冯老师在治疗痛风的同时，非常重视对兼病的治疗。血脂高者，配用山楂30g，泽泻、姜黄各15g；血压高者，配用草决明、葛根各30g，牛膝15g；糖尿病者，配用怀山药15g，苍术10g，黄芪、玄参、花粉、葛根各30g。这样，不仅照顾全面，且对痛风的控制亦大有裨益。

（3）典型病案

吕某，男，73岁，教师。因反复痛风性关节炎发作4年就诊。长期服用秋水仙碱、消炎痛控制发作，能控制疼痛，但发作频繁。此次关节红肿2天，见右第一跖趾关节、右踝关节、右手腕关节红肿，微热，触痛，精神差，肢软乏力，腰酸软，舌淡红，边有齿痕，苔黄腻，脉弦滑。诊断：痛风。证属脾肾亏虚，湿热阻滞。处方：黄芪、太子参、杜仲、忍冬藤、红藤各30g，狗脊、防己、黄柏、苍术各15g，萆薢、牛膝、海桐皮、姜黄、薏苡仁各20g，五加皮50g。服药4剂，红肿大减，肢软乏力减轻，但仍诉关节疼痛、活动不利。守原方减忍冬藤、红藤，加乳香、没药、全虫各10g，蜈蚣2条，白芥子15g。服药4剂，疼痛缓解，红肿不明显。守方继服8剂，病情平稳，随访半年未再复发。

（谢席胜）

9. 恶性肿瘤

恶性肿瘤，亦称癌症，是机体在各种致癌因素作用下，局部组织的某一个细胞在基因水平上失去对其生长的正常调控，导致其克隆性异常增生而形成的病变。癌细胞除了生长失控外，还会局部侵入周遭正常组织甚至经由体内循环系统或淋巴系统转移到身体其他部分。中医药在肿瘤治疗方面有着独特的优势，可全面调节身体内环境和平衡，在放化疗的后期使用中药扶正能提高远期疗效，提高放化疗的完成率，因而提高了肿瘤患者生存质量和延长生存时间。冯老师在治疗恶性肿瘤方面积累了丰富的临床经验，特总结介绍如下。

（1）病因病机

《素问·经脉别论》云："勇者气行则已，怯者著而为病也。"冯老师认为正气的不足是肿瘤发病的关键，而机体基因易突变就是先天脏腑亏虚的表现。正气亏虚，抗病能力低下，邪气乘虚而入，致痰湿积聚，热毒内蕴，气滞血瘀，湿痰内停，脏腑功能紊乱，气血失和，阴阳失调，日积月累，酿成癌毒。肿瘤是虚实夹杂的病证，故其病理改变为"虚""瘀""痰""火""毒"。在证候表现上，虽然和一般内外科杂病有相似的地方，但在发展转归上与一般的内外科杂病大有不同，具有疗效差、进展快、预后恶的特点。

（2）治疗方法

目前治疗恶性肿瘤的主要手段有手术、放疗、化疗等，冯老师认为这些治疗方法都有其两重性，认为上述方法能够使瘤体缩小或消失，患者生存时间延长的优势下，也会给患者带来较严重的不良反应等负面作用，因而威胁肿瘤患者的身体机能，影响生活质量。冯老师认为治疗恶性肿瘤应根据病情的进程，在辨证施治的原则下，谨守病机，随证治疗。主张治疗应让患者带瘤生存，反对只关心病灶的变化，片面强调灭癌、杀癌。提倡衷中参西，中医介入要选择好时机，中西医结合，扶正祛邪。指出中医治疗肿瘤的长处有 6 个方面：一是可以积极治疗癌前病变，阻断疾病的进一步发展。二是晚期癌症，失去手术及放化疗指征者，中医药治疗可缓解症状，延长生命，提高生存质量。三是减毒增效，配合放化疗，提高对放化疗的耐受性，减少放化疗的副作用。四是在手术后放化疗的基础上使用中药，可阻断体内致病因素的持续作用，打破致癌过程，对防止复发、转移意义重大。五是用具有抗肿瘤作用的中药，一定程度上可抑制或延缓肿瘤的发生发展。六是配用扶正中药达到增强免疫功能，从而间接达到预防、治疗肿瘤的目的。在疗效的判定方面，指出有效的治疗不应以肿瘤是否消退作为标准，而应以宿主的机体反应来定，活得久虽然是主要目的，但应以活得好为基础。

（3）治疗用药

①扶正祛邪，贯穿始终：冯老师推崇"内虚学说"，故其治疗上重视扶正。从整体而言，重视培补气血，调和阴阳；就脏腑而言，立足于补益肺脾肾，尤重视益气、健脾、补肾。常选药物有人参、黄芪、绞股蓝、山药、黄精、茯苓、猪苓、枸杞、女贞子、仙灵脾、黄芪、白术、薏苡仁、灵芝、当归、鸡血藤、冬虫夏草、三七等。由于"虚""瘀""痰""火""毒"蕴结，故祛邪之法必不可少。祛邪药常用山慈菇、山豆根、土茯苓、白花蛇舌草、凌霄花、蚤休、三棱、莪术、龙葵、石上柏、石见穿、壁虎、蜂房、南星等。

②顾护脾肾，立足根本：脾肾亏虚，正气不足是肿瘤发病的根本原因，故冯老师始终将益气健脾、补肾培本作为一个重要治则，尤善补气和补肾。补气之品最重人参，人参大补元气、补肺益脾、生津安神。人参中含有的多种皂苷、人参多糖及人参挥发油，可抗突变、增强免疫、抑制肿瘤细胞增殖。其他健脾益气药有茯苓、白术、黄芪、薏苡仁等。补肾药除有直接抗癌抑癌作用外，尚与调节激素、酶系统和改善机体代谢有关，常选用枸杞、菟丝子、仙灵脾、冬虫夏草、地黄等。

③癌前病变，重在阻断：研究表明，癌前病变是指某些具备癌变潜在可能性的良性病变，中药往往可通过治疗癌前病变阻断其向癌变方向发展，冯老师治疗肝病时就十分注意对甲胎蛋白的追踪观察，在辨证施治基础上，重点增加活血化瘀药物如山楂、丹参、川芎、三棱、莪术、凌霄花等对抗肝纤维化。治疗慢性萎缩性胃炎时，注意胃镜动态观察胃黏膜的变化，选用理中汤加益胃汤以益胃健脾。

④因人制宜，遴选方案：肿瘤术后应用中药调整机体脏腑、阴阳、气血，常可改善症状，提高机体免疫功能，有助于术后康复，也可减少手术副反应和并发症，还可避免或减少复发和转移。对已经失去手术机会，可承受放、化疗者，配合中药对抗放化疗的毒副反应。全身一般情况较差，肿瘤已有远处转移者，切忌攻伐而以扶正培本为主、祛邪解毒为辅治疗，"养正则积自消"。

冯老师认为，放、化疗是一种热毒，可以损伤正气，伤津耗液，造成骨髓抑制、全血细胞减少、全身疲乏、面色少华、心悸气短、食欲减退、恶心干呕、腹泻、厌食呕吐等诸多症状。用中药治疗可达到调动机体抗病能力，保持内环境稳定及调节机体内外平衡的作用，在防止肿瘤发生、增殖、转移，以及降低放、化疗毒副作用中具有重要意义。冯老师扶正多选用人参养营汤、补中益气汤、四君子汤等传统的补益剂，佐以活血化瘀中药黄芪、凌霄花、赤芍、川芎、当归、桃仁、红花、鸡血藤、葛根、莪术、丹参。药理学研究认为，太子参、黄芪、白术、山药、黄精、茯苓等益气健脾药，可提高网状内皮系统的吞噬功能和自然杀伤细胞（NK）的杀伤性，防治白细胞计数及血小板计数减少，增强肾上腺皮质功能，调节胃肠排空运动和小肠吸收功能，明显延长肿瘤患者生存期及生存质量等。活血化瘀和扶正培本药组成的扶正增效方具有一定放射增效作用。由于放疗会损伤唾液腺等腺体细胞，从而影响正常体液的分泌，引起不同程度的发热、口干舌燥、便秘、尿赤、周身乏力等气阴两虚证，冯老师会在辨证施治的基础上加入益气养阴方，如沙参麦冬汤、益胃汤、一贯煎、增液汤等；化疗易致机体脾胃气机受损，其升降、腐熟、消化、吸收功能失调，温补脾肾，和胃降逆，故常选用香砂六君子、丁萸理中汤、真武汤、理中汤、参苓白术散等方。

⑤辨证辨病，衷中参西：辨证施治是中医学的精华，其着重点是从整体来调节人体的阴阳失调，辨病则将重点放在对局部器官的病理改变上。治疗采用针对性较强的药物直达病所，以改善局部病理。冯老师在肿瘤治疗中非常重视对脏腑整体功能的调节，亦不忽视对局部肿块的处理。处方用药中擅长结合现代医学研究成果，大大提高了疗效。补中益气汤、四君子汤是传统的补益剂，六味地黄丸是补肾的基础方。现代医学研究发现，它们均具有一定抗肿瘤和抗突变的作用，同时能确切地提高机体免疫能力。 从整体立论，从扶正入手，冯老师喜欢用上述方剂加减化裁，充分体现了治病求本的思想。结合辨病，冯老师除选一些广谱抗癌作用的药物，如山豆根、白花蛇舌草、半枝莲、三棱、莪术等外，针对不同肿瘤还应针对性地选药。如肝癌选斑蝥、蒲黄、五灵脂；胃癌选山海棠、冬凌草；甲状腺癌选黄药子、穿山甲；乳腺癌选蜂房、山慈菇；肺癌选瓜蒌、白英、生半夏等。

⑥处方用药，灵活精巧：冯老师治疗肿瘤立足扶正，兼以祛邪。临证时根据

患者不同情况，处方用药亦十分灵活。 如卫表不固，易感冒自汗者用玉屏风散；化疗后脾胃升降功能失调而致噫气、呕吐者，配以二陈汤、橘皮竹茹汤、旋覆代赭石汤等；癌性疼痛常用金铃子散、失笑散、芍药甘草汤；放化疗后全血细胞减少，表现为面色不华、四肢乏力者，喜用当归补血汤、归脾汤；放化疗后口干者，以育阴为主，常用沙参麦冬汤等。 但从不拘泥于一方一法，遇具体患者非常注重辨证施治，以求准确到位。 如 1 例放射性肺炎女性患者，因左侧乳腺癌术后放疗而致放射性肺炎。咳嗽痰多而清稀，绵绵不断，口干，精神差，舌淡，苔薄白，脉细。按一般思路，放射性肺炎均以养阴、清热、解毒为主。此患者在他医处确也服用此类药物，无奈收获甚微，咳嗽越加剧烈，痰越加多。冯老师认为，此患者因放射性照射引起肺的宣降功能失调，而肺为水上之源，宣降失常，水湿内停，上干于肺，则为咳、为痰。从痰多清稀、绵绵不绝来看，属中医"痰饮"范畴。"病痰饮者，当以温药和之。"予以苓甘五味姜辛汤加减，二剂即见效，咳嗽减，痰量变少，连续守方服用 2 个月余，咳嗽咯痰基本消失，精神大好。

（谢席胜　魏雪飞）

10. 脾胃病

冯老师在治疗脾胃病方面有自己独到的见解，师古而不泥古，在张元素"养胃气"、李东垣"益元气、泻阴火"、叶天士"养胃阴"的基础上，注重肝、脾、胃的病理变化，治疗以辨证为主，证病结合，以通降胃气、健脾升运、疏肝理气为大法。

（1）对病因病机的认识

李东垣的《脾胃论》奠定了脾胃学说的理论基础，他认为"元气之充足，皆由脾胃之气无所伤，而后能滋养元气。若胃气本弱，饮食自倍，则脾胃之气既伤，元气亦不能充，而诸病之由生，扶正必先补脾土"。这是"内伤脾胃，百病由生"的根本论点，也是"脾胃为后天之本"的体现。他认为内在的元气是人身最重要的固护因子，元气的产生源于脾胃。如果没有脾胃亏虚的内在因素，则虽有外邪，也不能侵入人体而发病。

冯老师认为，脾胃病多由先天禀赋不足或久病伤及脾胃，加之外邪侵袭、饮食不节、劳倦太过、情志所伤导致，其中以饮食及劳倦为主要病因且相互影响。正如《脾胃论》所说："夫饮食不节则胃病，胃既病则脾无禀受，脾为死阴，不主时也，故亦从而病焉。""形体劳则脾病……脾既病则胃不能独行其津液，故亦从而病焉。"注重饮食伤胃及于脾之有余、劳倦伤脾及于胃之不足，因而脾胃病以本虚标实为主，虚在不足之脾而实在有余之胃。脾胃为仓廪之官，同属中焦，以膜相连，互为表里，为后天之本，气血生化之源，脾主运化，胃主受纳。脾气主升，为胃行其水谷精微及津液水湿；胃气主降，为脾行其受纳腐熟之功。脾胃之运化受纳尚有赖于肝之疏泄功能，肝为刚脏，性喜条达，主疏泄，若忧思恼怒，气郁而伤肝，肝木失于疏泄，横逆犯脾胃，致肝胃不和、气机不畅、水液代谢障碍导致脾胃升降功能失衡，即"肝木克土"。反之，脾胃的运化受纳失常，也可以引起肝之疏泄失常，即"土壅木郁"。总之，肝、脾、胃三者协调统一，方能共同完成食物的受纳、消化、吸收、运化等功能，故脾胃病的主要病机在于脾失健运、胃失和降、肝失疏泄，且肝脾为藏血统血之脏，而胃为多气多血之腑。脾胃病初期，多在气分，迁延日久，则深入血分，所以久病胃络瘀阻，血络受损则可见黑大便，甚至呕血。

（2）辨证施治，注重"通""运""疏"

①行气和胃，通降胃气：本法适用于脾胃病中焦实滞证，也可用于中焦虚寒或胃阴不足证。冯老师认为：胃属六腑之一，以通为用，胃主受纳，胃气主降，胃气通降，气机通畅方能受纳，气顺则中和，故注重于通。方用香砂枳术丸加陈皮、青皮以行气和胃，通降胃气；湿阻者加平胃散；气滞者加枳壳、香附；食滞者合保和丸；郁热者合泻心汤；血瘀者合失笑散；中焦虚寒合良附丸；胃阴不足合益胃汤；胃气上逆属热者，加竹茹、黄连、柿蒂，属寒者加生姜、苏叶、吴萸。香砂枳术丸为张元素枳术丸之化裁，以白术健脾燥湿而益脾气，枳实泻痞闷而消积滞，加木香行气通降，砂仁芳香醒脾和胃，使胃气通降而能受纳。

典型病例：谢某，男，46岁，因胃脘部胀痛1周就诊。1周前因在外就餐后感胃脘部胀痛，经服药治疗（具体不详）未见好转。就诊时表现为胃脘部胀痛，进食后加重；伴嗳气，反酸，恶心，口干苦，小便黄，大便稍结，舌淡红，苔腻稍黄，脉弦。辨证考虑中焦湿滞气阻化热，以香砂枳术丸加味行气和胃，利湿清热。拟方：广木香15g，砂仁（后下）10g，枳实15g，白术15g，青皮15g，陈皮15g，苍术15g，大腹皮15g，黄连10g，竹茹10g。服药2剂后症状缓解。

②健脾升运，化湿祛痰：本法适用于脾胃虚弱，脾虚湿滞证。冯老师认为：

脾主运化，为气血生化之源，正如《素问·经脉别论》所说："饮入于胃，游溢精气，上输于脾，脾气散精，上归于肺，通调水道，下输膀胱，水精四布，五经并行。"水谷精微之输布主要靠脾之运化，若脾失健运，水湿内停，酿生痰湿，阻碍气机，气血化源不足而机体失养。治脾有补脾、健脾、运脾、醒脾，以"运"最为重要。脾运则水谷精微得以正常输布，机体方得以濡养。若单用纯补，则只能加重脾土之壅滞。方用五味异功散加黄芪、青皮健脾升运。脾虚中气下陷者，加柴胡、升麻升脾之气；兼湿热者，加黄芩、黄连、生石膏苦寒坚阴，清热燥湿；兼寒湿者，加干姜、川椒、苍术燥湿化痰。五味异功散为宋代钱仲阳所创，四君子汤加陈皮取其健运脾土之功，冯老师使用白术健脾常用大剂量，一般为30~50g，最大用至120g，加青皮增强运脾之力，加黄芪以助脾气上升。

典型病例：黄某，女，65岁，因反复胃脘不适5年余，复发10余天就诊。表现为胃脘部作胀，阵发性隐痛；伴食欲不振，口腻乏味不干，嗳气，恶心，身倦乏力，怯冷，大便稍溏，舌淡边有齿痕，苔白腻，脉细。胃镜示：慢性浅表性胃炎。辨证考虑脾胃虚弱，湿滞中焦，以五味异功散加味健脾利湿。拟方：党参30g，茯苓15g，白术50g，陈皮15g，青皮15g，黄芪30g，柴胡15g，升麻15g，干姜10g，川椒10g，甘草10g。服药3剂后，胃脘部作胀及疼痛明显好转，纳食增加，乏力减轻，怯冷已不明显，大便黄软成形，舌苔仍白腻。上方去川椒，白术加量至80g以增加健脾利湿之效，续服6剂后症状完全缓解。

③疏肝利胆，理气解郁：本法适用于肝木克土或土壅木郁证。冯老师认为：肝主疏泄，性喜条达，肝木疏土，助其运化之功，脾土营木，成其疏泄之用。肝失疏泄，肝郁气滞可乘克脾土；脾土不健，肝气相对太过亦易横逆相犯。脾土不运，也可致肝失条达。胆与肝互为表里，胃与脾互为表里，胆随胃降，胆逆犯胃，可致胃失和降。方用柴胡疏肝散加佛手疏肝利胆，理气解郁。偏热者加左金丸，偏寒者加理中汤，痛甚者加金铃子散，兼血瘀者加失笑散，兼虫积者加乌梅丸，使肝气条达，胆气疏利，脾胃升降功能方能恢复。

典型病例：王某，女，59岁，因反复中上腹疼痛4年余，复发20余天就诊。表现为中上腹正中疼痛，呈阵发性胀痛，牵扯两胁，情绪波动后症状可加重；伴腹胀，嗳气，喜叹气，口干苦，纳差，小便黄，大便稍结，舌暗红，苔黄，脉弦细。胃镜示慢性浅表性胃炎伴胆汁反流，上腹部超声示肝、胆、脾、胰腺未见异常。辨证考虑肝胃不和化热，以柴胡疏肝散加减。健脾和胃，行气解郁。拟方：柴胡15g，白芍30g，香附15g，枳实15g，川芎30g，佛手15g，黄连10g，吴茱萸15g，川楝子15g，延胡索15g，蒲黄10g，五灵脂15g，甘草10g。服药3剂后，腹痛、腹胀明显好转，口干苦减轻，纳食增加，为防苦寒太过伤及脾胃，上方去黄连、川楝子，加栀子10g清解郁热。续服4剂后，腹痛已不明显，稍感腹胀，纳食稍差，口不干苦，二便正常，舌淡红，苔白，脉弦细，其后以柴芍六君子汤加减。疏肝健脾，行气和胃。拟方：柴胡15g，白芍30g，陈皮15g，党参30g，茯苓15g，白术30g，青皮15g，枳实10g，甘草10g。服药4剂后，症状缓解。

（3）整体权衡，不拘泥一法一方

　　肝、脾、胃三者相互影响，脾胃病常因三者功能失调所致。三者协调统一，方能完成食物的受纳、消化、吸收、运化等功能。冯老师虽然注重"通""运""疏"三法，但临床上常不拘泥一法一方，主张整体权衡，针对主要病机，以其中一法为主，辅以其余二法，方能取得良好的临床疗效。

（4）证病结合，善取现代医学之长

　　冯老师注重中医辨证施治的同时，并不排斥现代医学先进的检测技术及学术观点，善取现代医学之长，对胃病的患者多参照胃镜检查结果进行辨证施治，把中医的脾胃内伤、正虚邪实之病因病机与胃黏膜损伤的防护因子（胃黏膜屏障）和攻击因子（幽门螺杆菌、胃酸、胆汁等）两者失衡之发病机制有机结合，以阐明幽门螺杆菌相关性胃病的病因病机。幽门螺杆菌等作为攻击因子系邪实（多为湿热之邪），胃黏膜防护因子的减弱系正虚（脾胃虚弱），正虚邪实方能致病，正气存内邪不可干。因此，在治疗幽门螺杆菌相关性胃病时，常在运脾和胃的基础上加以清热利湿、理气止痛。根据现代医学幽门螺杆菌抑菌试验，常针对性选用对幽门螺杆菌有杀抑作用的大黄、黄连、黄柏、黄芩、黄芪、乌梅、槟榔、党参、柴胡、白芍、甘草等。治疗消化性溃疡，常配用乌贝散加白及、白敛、五倍子、瓦楞子以制酸敛疮止血，参照中医治疗内痈之方法敛疮以愈溃疡。伴活动性出血时，加生大黄、三七粉。现代药理研究证明，此二药有缩短凝血时间，降低毛细血管通透性，改善其脆性，促进骨髓制造血小板等作用。其中生大黄尚能抑制胃蛋白酶、胃酸分泌及胃十二指肠的蠕动，有利于血小板在血管破裂处凝聚，减少出血部位的机械损伤，有利于止血，促进溃疡愈合；三七既能止血，又能逐瘀通络，止血而不留瘀，瘀去而不动血。生大黄泻火凉血，逐瘀止血，瘀去正安而止血。

现代医学认为，胆汁反流可致胃黏膜屏障功能损伤。中医认为，肝气横逆可克伐脾土，导致肝胃不和或肝郁脾虚。因此，冯老师治疗胆汁反流性胃炎常以疏肝健脾、通降胃气为法，使脾土健运、胃气通降而阻止胆汁反流。

现代医学认为，慢性萎缩性胃炎的病因多为自身免疫性损伤及幽门螺杆菌感染，镜下表现为胃黏膜变薄，以白相为主，黏膜下血管显露，可伴有不规则颗粒或结节。病理活检常发现胃腺体不同程度萎缩甚至消失，代之以幽门腺化生或肠腺化生，间质炎细胞浸润明显。冯老师认为，慢性萎缩性胃炎最根本的病机为气滞血瘀，治疗主张以疏肝行气、活血软坚为主，辅以调和脾胃，改善胃黏膜局部的微循环，防止胃黏膜萎缩加重而恶变，并认为胃黏膜的退行性变化是可以逆转的。

在现代医学方面，冯老师的某些观点相当新颖，如小肠出血的诊治为目前临床之难题，常规胃肠镜检不能到达病所；同位素扫描和选择性动脉造影只有在活动性出血且量较大时方能发现，也只能初步提示病变部位；小肠镜检查患者痛苦大、插入深度受限，小肠较长，走行不规则，临床开展有相当大的难度，应用并不广泛；而术中传统的扪摸、透照等手法多难以准确发现病灶。冯老师根据中医的整体观与方法论相结合，建议变整体为局部，在手术过程中经小肠切口以结肠镜分段探查出血性病灶。我们成功探查多例小肠出血，均成功发现病灶并进行治疗。对单纯局限之炎性，在出血局部喷洒中药制剂以止血，提高了外科手术之准确性。

（5）中药黏膜保护剂的研究

黏膜保护剂为治疗胃肠黏膜损伤的常用药物，如临床常用的铋剂、铝剂、镁剂等，对胃肠黏膜具有保护、修复作用，促进病变黏膜愈合。治疗胃病的中成药多从健脾和胃、行气止痛方面入手治疗，黏膜保护作用较差，尚无真正意义上的中药黏膜保护剂。冯老师认为，乌及散、乌贝散具有制酸止血，敛疮生肌之功效。以此为基础方，配合缓急止痛、收敛止血之药物，具有制酸止血、收敛生肌、缓急止痛之效。根据现代药理研究，其中很多药物有杀抑幽门螺杆菌之效，对幽门螺杆菌相关性胃病有治疗作用，可用于急慢性胃炎、消化性溃疡、食道炎、消化道黏膜出血等治疗，使药物附着于病变黏膜表面，治疗效果更理想，尤其适用于经胃肠镜下给药，使药效直达病所。

（6）对中药源性胃肠道疾病的重视及防治

长期以来，人们有一个误区，认为中药比西药安全，中药无毒副作用。冯老师强调，中药有防病治病的一面，也有毒副作用的一面，而且毒性剧烈药物使用不当易引起不良反应。药物经口进入胃肠道被吸收，故易发生胃肠道不良反应，导致相关疾病。随着中药应用日益国际化，国外发生中药毒副作用事件也不在少数，甚至有的国家已明文禁用我国的某些中药及中成药。加之，中西药混用而产生胃肠道不良反应有日趋增多之势，必须引起临床医务工作者广泛关注和高度重视。常见的中药源性胃肠道疾病有以下几种：

①食管损伤——糜烂性食管炎：中药制剂中的蜜丸、散剂，内服时遇水或唾液易产生黏性，易粘附于食管壁，如润喉丸、六神丸、蟾酥丸等，含有巴豆霜、蟾酥、千金子霜、雄黄等的有毒中药制剂粘附于食管壁，可导致食管损伤，致糜烂性食管炎。因此，服用此类中药制剂时应直立位，而且用足够饮用水冲服，特别强调本身有食道病变的患者应避免服用。

②急性胃黏膜病变：非甾体类药物引起急性胃黏膜病变已被认可，中药尤其是以中药为主加有西药成分的中成药更易引起急性胃黏膜病变，如感冒通片、速效感冒胶囊、感冒退热冲剂、六神丸、维 C 银翘片、牛黄解毒片等。这些药物口服后，通过食管入胃，首先接触胃底、胃体大弯侧，药物颗粒易嵌入皱襞的小凹内，引起胃黏膜损伤，致胃黏膜屏障功能和胃黏膜循环被破坏，往往可致突发性、无预兆性、间歇性大量呕血和黑便。如牛黄主要成分为胆酸，当与胃黏膜接触后可增加酸性水解酶的活力，破坏溶酶体膜，损害胃黏膜屏障，胆酸还可使线粒体内氧化磷酸化过程脱偶联，并能抑制 ATP 酶活性，使上皮细胞 H^+-K^+ 交换发生障碍，致胃黏膜屏障破坏，H^+ 反弥散作用形成而引起急性胃黏膜病变。因此，服用此类中药制剂时，应严格掌握适应证，用足够饮水冲服的同时预防性使用中药或西药黏膜保护剂，特别强调本身有胃黏膜病变的患者应避免服用。

③胃肠功能紊乱：长期服用滋腻性补药可导致腹胀、食欲下降等症，过多使用清热药可造成胃肠平滑肌舒缩功能异常，胃肠道神经、内分泌调节异常，可导致胃食道反流、呕吐、肠易激综合征等。因此，服用滋腻性补药时，应配以健脾行气之品以防止呆补；使用清热药时，应注意不可苦寒太过而伤及脾胃。

④大肠黑变病：是以结肠黏膜色素沉着为特征的非炎症性的良性疾病。肠镜下表现为黏膜色泽的改变，为棕褐色或黑褐色色素呈颗粒状、网条状或虎皮花斑样弥漫分布于结肠黏膜上。多发生于长期服用刺激性蒽醌类泻药者，如大黄、芒硝、番泻叶等，多见于老年便秘者及美容女性，易造成肠黏膜萎缩及药物依赖并加重便秘，故应避免长期使用此类刺激性蒽醌类泻药，强调中医辨证施治。

（何钢）

11. 慢性结肠炎

慢性结肠炎是一种病因尚不十分清楚的结肠和直肠慢性非特异性炎症性疾病，病变局限于大肠黏膜及黏膜下层。病变多位于乙状结肠和直肠，也可延伸至降结肠，甚至整个结肠。病程漫长，常反复发作。现将冯老师治疗慢性结肠炎的经验总结介绍如下。

（1）病因病机

慢性结肠炎属中医"泄泻""久痢""腹痛"范畴。临床观察到大多数患者有急性泄泻病史，或因体质欠佳，或饮食失节，或情志失调，劳累过度，病情迁延，出现长期慢性腹泻。病程短者3月，长者可达30年，且均经纤维结肠镜检查确诊。目前西医对该病疗效不理想，多数患者均经过抗生素治疗，度过急性发作期后求诊于中医。

从症状上分析，冯老师认为该病病位虽在大肠，但当责之于脾，张景岳有"泄泻之本，无不由于脾胃"之说。脾主运化水液，脾气不足，运化失司，水津不能四布而流于肠道，清浊不分导致泄泻。稍有饮食不慎或劳累即发，日久而成慢性结肠炎。

腹痛为另一主症，以左下腹为主。少腹乃厥阴肝经循行之地，故本病还与肝脏相关。《血证论·脏腑病机论》曰："木之性主疏泄，食气入胃，全赖肝木之气疏泄之，而水谷乃化，设肝之清阳不升，则不能疏泄水谷，渗泄中满之症，在所不免。"若情志影响，木本不实，肝木乘之，导致泄泻复发或加重。

脾为后天之本，肾为先天之本，长期腹泻，日久及肾，脾肾双亏，火不生土，运化更加无权，水湿不化，疾病更加迁延难愈。

综上所述，慢性结肠炎的基本病机为脾虚夹湿，涉及肝肾，证候为虚实夹杂，以虚为主。

（2）治法选方

针对脾虚夹湿的病机，冯老师选用四君子汤加味为基本方治疗。方药：党参30g，白术15g，茯苓15g，莲子30g，芡实30g，乌梅15g，赤石脂15g，砂仁15g，木香10g，黄连5g，甘草10g。方中党参、白术、茯苓、甘草健脾益气；砂仁、木香燥湿行气；莲子、芡实味甘力缓，涩肠止泻，兼补脾肾；赤石脂甘酸性温，入胃与大肠，收涩固脱效佳。现代药理研究证实，内服能吸收消化道内有毒物质及发酵物，对胃肠黏膜有保护作用；乌梅在《本草纲目》中认为，其"敛肺涩肠，治嗽，泻痢"。现代药理实验证明，乌梅对大肠杆菌、绿脓杆菌等肠道致病菌有效。既往有单味乌梅治疗本病有效的报道，为治疗本病要药。黄连在本方中用之甚妙，配以木香即香连丸。湿邪可以寒化，也可热化。若寒化，用上方，对证效佳；若热化，即香连丸证。临床观察，大多数患者以寒化为主，但多因饮食，情志影响加重而就医，局部多有郁热的趋势。因此，加入小剂量黄连，清除局部郁热。如此寒温并用，可开散邪气又固涩，无助邪之虑。若腹痛，加香附、白芍、郁金；腹胀加枳实、厚朴、陈皮；苔白厚、大便黏液多者，遵《伤寒论》"当利小便"，加木通、车前子等；胃寒、喜温者，加炮姜；四肢不温，五更泻者加附子、吴茱萸；肛门坠胀、小便黄又有热象者，加黄芩、地榆、葛根等。

（3）典型病例

董某，女，59岁，教师，2005年4月2日初诊。反复腹泻2年，大便每日3～4次2天就诊，大便呈水样或糊状，夹有泡沫，伴肠鸣、纳差、神疲。曾经行纤维结肠镜示乙状结肠充血、粗糙，提示慢性结肠炎。先后服多种中西药，效果不佳。此次因过食油腻，症状加重。刻诊：舌淡，边有齿痕，苔白，脉沉细。诊为脾阳不足，湿浊下注。治以健脾温中，除湿止泻。方用基本方加陈皮、炮姜。1周后复诊，病情明显改善，大便每日1～3次，守方再服1个月，症状消失。随访至今，未见复发。

（4）体会

西医认为，慢性结肠炎的发病与免疫相关，但治疗上无特殊疗效。而增强体质，调整免疫正是中医所长。实际临床观察，通过健脾止泻，佐以温中止泻，或脾肾双补，或疏肝理气，随证治之。以四君、理中、附子理中、痛泻要方、香连丸、葛根芩连汤等经方，有层次、有重点地选药组方。全方以补脾涩肠止泻为主，寒温并用，选药精当，随症加减，疗效甚好。

（魏雪飞）

12. 慢性肺源性心脏病

慢性肺心病是由肺组织、肺动脉血管或胸廓慢性病变引起的肺组织结构和功能的异常，继而造成肺血管阻力增大、肺动脉压升高、右心室负担加重而导致右心室增大、右心功能不全，甚至衰竭。部分患者可出现左心室肥厚、肺水肿和全心衰，还可引起脑、肝、肾、胃肠等多器官的病变。慢性肺心病为临床常见病、多发病，病程长，且易反复发作。临床主要表现为咳嗽、咳痰、气喘、活动后心悸、呼吸困难、乏力、劳动耐力下降，查体可见肺气肿征、右心室肥大、静脉回流受阻、紫绀等。受凉、劳累、感染等因素可使病情加重进入急性发作期，患者常因此而入院治疗。本病可归属于中医学"哮症、喘症、心悸、肺胀"等疾病范畴。冯老师将本病的发病机理概括为肺、心、肾、脾功能失调，气血津液运行输布障碍，气虚气滞、痰凝血瘀、本虚标实。冯老师认为本病急性发作期以痰热瘀壅肺为主要矛盾，治以清热化痰、活血化瘀，以达到控制感染、降低肺动脉高压的目的。

（1）对肺心病病因病机的认识

冯老师指出，肺心病是肺部基础疾病失治误治、迁延日久所致。肺主气，司呼吸，通调水道，主治节，朝百脉，喜清利，恶壅塞，在人体气血津液代谢中发挥着重要作用。肺为娇脏，最易为邪气所伤，失其清肃，不能正常宣降，清气不入，浊气不出，则气机郁滞；肺气不降，不能通调水道，下输津液于膀胱，则停而成饮成痰；肺不能助心行血，肺病及心，心血不行，则肺病瘀血。气滞痰凝血瘀郁结于胸中，临床表现为咳嗽、胸闷、气紧、心悸，体征则可查见桶状胸、颈静脉怒张、肺内啰音、紫绀、水肿等。同时，肺气亏虚，卫气不宣，表虚不固，患者更易感受外邪而致病情加重。且正不胜邪，无力抗邪，祛邪不力，顽痰、水饮、瘀血久留不去而表现为缓解期与急性期交替发作，经年不愈。随着病程迁延，正气愈弱而邪实愈结，邪实愈结则正气愈虚，可致正气衰竭，出现"出入废则神机化灭，升降息则气立孤危"之危象，甚至心气浮越，心神涣散，表现为表情淡漠、神昏谵妄等。此时，肺心病已不只是呼吸和循环系统的障碍，已形成多脏器、多系统的损害。因肺为气之主，肾为气之根，肺肾共同完成气的吐故纳新，二者关系最为密切。若肺气不利，病久及肾，肾虚不纳气行水，而见吸气不下、喘促难平、动则尤盛、水饮泛溢；子病及母，肺病及脾，脾失健运，一方面气血生化无源使正气更亏，一方面水湿内停、上干于肺而加重痰饮之壅塞。综上所述，冯老师认为，肺心病是肺肾亏虚，心脾失调，气血津液运行输布障碍，虚实夹杂，本虚标实之证。

（2）在肺心病急性发作期的治疗用药

冯老师认为肺心病急性期治疗，在应用西药的基础上，加用中药治疗能明显提高疗效。《内经》云："邪之所凑，其气必虚。"本病多在患者正气亏虚时，外邪乘虚而入，引动伏痰停饮，肺失宣降，气血痰之郁结加重而进入急性期，此时病情虽因本虚而发，但邪实壅盛严重，急则治其标，故当以祛邪为主，一是可以畅通气血津液运行的通道，二是可以减轻脏腑之负担，引导脏腑恢复正常功能，从而促进疾病的缓解。冯老师曾对310例肺心病急性发作期的患者进行辨证分型：虚瘀痰热型共290例，占93.55%；虚瘀寒痰型20例，占6.45%。这可能与急性期气滞痰凝血瘀加重，壅滞化热有关，故冯老师认为痰热瘀是肺心病急性发作阶段的主要矛盾，当急则治其标实，针对主要矛盾，清热化痰，活血化瘀。药用芦根、苦参、半枝莲、虎杖、鱼腥草等清热解毒，桃仁、川芎、苏木、红花、三七等活血化瘀，麻黄、苦杏仁、地龙等宣肺止咳，葶苈子、冬瓜仁、薏苡仁、法半夏、紫苏子、白芥子、川贝母等化痰祛饮。现代药理研究也证明清热解毒类中药有明显的广谱抗菌作用；活血化瘀中药有改善微循环，使外周血管阻力下降，减少血液黏稠度的作用；宣肺止咳平喘中药能兴奋呼吸，对平滑肌收缩有明显的抑制作用；化痰祛饮类中药有促进排痰和强心利尿的作用。由于肺心病是本虚标实之症，若进入失代偿期，更是元气大亏，故在急性期的治疗中也不应忽略扶助正气，药用黄芪、党参、白术补脾益肺，淫羊藿、肉桂、蛤蚧温肾补阳，当归、麦冬、五味子补血养阴，如已经是元气羸弱不支，需培补元气，留人治病，可以重剂固本，大剂应用独参汤、参附汤、生脉饮等。因扶正是和祛邪结合使用，并无关门留寇之弊，特别是对于少数阳气亏虚，痰瘀互结的虚瘀寒痰型患者，本虚与标实同治，反有祛邪而不伤正的优点，益气温阳还能抑制清热解毒药的苦寒之弊，而且痰饮、瘀血等病理产物也是正气推动无力所致，此时的扶正也是祛邪的一种手段。现代药理也证明益气温阳类中药有明显的增强机体免疫功能，提高机体的抗缺氧能力，改善心肺功能的作用。

西医认为，肺心病的急性发作多由感染诱发，感染导致支气管黏膜充血、水肿、分泌物增加，气管阻塞，或使气管痉挛造成通气功能障碍，进而引起肺泡膨胀，使肺血管床减少，肺循环阻力增大，肺换气功能障碍，产生低氧血症和高碳酸血症，从而使病情加重。其次，由于缺氧使肺血管收缩，或肺小动脉血栓，肺血管床减少，造成循环阻力增大，肺动脉压升高，尤其是肺泡缺氧导致平滑肌除极，发生跨膜钙内流，使肺血管平滑肌收缩，肺动脉分支肥厚，肺动脉阻力增加，形成肺动脉高压，加重心脏负荷，使肺心病由缓解期进入急性加重期，所以肺动脉高压是慢性支气管炎、肺气肿发展成为肺心病的必然病程。因此，有效的控制感染是肺心病急性期治疗的重要环节，降低肺动脉高压是肺心病治疗的关键。这说明，中西医虽理论不同，但对肺心病的认识和治疗有异曲同工之处。因此，清热化痰、活血化瘀的方药，必要时结合益气扶阳药物，对控制感染，祛除痰液，改善呼吸功能，减少肺循环阻力，降低肺动脉高压是有作用的。

（3）用于肺心病急性发作期的治疗方剂

冯老师根据中医学对肺心病的认识，结合多年临床经验，创制出"肺心Ⅰ号"合剂清肺化痰，活血化瘀，用于肺心病急性发作期的治疗。药用芦根、桃仁、杏仁、冬瓜仁、薏苡仁、虎杖、半枝莲、川芎、红花、苦参、苏木、葶苈子等针对肺心病急性期痰热瘀的主要矛盾。创制"肺心Ⅱ号"合剂扶正培本，活血化瘀，用于肺心病缓解期的治疗，药用黄芪、党参、当归、麦冬、川芎、白术、肉桂、淫羊藿、丹参、山楂、甘草。"肺心Ⅱ号"合剂既作为肺心病缓解期的常规用药，以提高机体抗病能力，改善心肺功能，预防发作，也可以在急性发作期与"肺心Ⅰ号"合剂合用，应用于虚瘀寒痰型患者，抑制"肺心Ⅰ号"的寒凉之性，扶正与祛邪结合，标本同治。

（4）"肺心Ⅰ号"和"肺心Ⅱ号"合剂治疗肺心病急性发作的临床观察

为了探索中医中药抗感染、降低肺动脉高压的有效方法，冯老师牵头于1985年11月至1986年6月，对310例诊断为慢性肺心病急性发作期的患者进行临床观察。将患者随机分为三组：治疗Ⅰ组113例，在吸氧、抗感染、止咳平喘、调节电解质、纠正酸碱平衡、强心、针对肺性脑病、休克、消化道出血等对症治疗等西医常规治疗的基础上，服用中药"肺心Ⅰ号"合剂；虚寒明显的患者结合服用"肺心Ⅱ号"合剂治疗，如伴发肺性脑病（昏躁型）加安宫牛黄丸、或至宝丹、或紫雪丹，休克（厥脱型）加用参附针。治疗Ⅱ组94例，在治疗Ⅰ组治疗的基础上，加用川芎嗪改善肺循环。治疗Ⅲ组，即对照组103例，常规西药治疗。三组均以7天为1个疗程，可连续治疗3~4个疗程，超过1个月视为无效病例。在治疗前后通过肺血流图的改变，了解治疗对肺动脉高压的影响。经临床对照观察，治疗组（包括Ⅰ组和Ⅱ组），总有效率93.24%，显效率66.6%，病死率为2.42%。治疗Ⅰ组分别为92.04%、63.72%、2.65%；治疗Ⅱ组为94.68%、70.21%、2.13%。而对照组分别为81.55%、37.86%、7.77%。总有效率：治疗组（包括Ⅰ组和Ⅱ组）显著优于对照组（$P < 0.01$）。在对肺动脉高压的影响方面，对照组无显著差异（$P > 0.05$），治疗组经治疗肺动脉高压有改善（$P < 0.01$）。说明"肺心Ⅰ号"合剂、"肺心Ⅱ号"合剂不仅能有效提高肺心病急性期的治疗效果，还有降低肺动脉高压的作用。本研究提出的清热化痰、活血化瘀治疗肺心病急性发作的方法，至今仍在临床上广泛应用，救人无数。

（叶灵兰　谢席胜）

13. 肺结核

肺结核是由结核杆菌侵袭肺部而引起的一种慢性传染病，全球有三分之一的人（约20亿）曾受到肺结核的感染，我国结核患者人数居世界第二位，年结核分枝杆菌感染率为0.75%，全国近半人口（约5.5亿人）曾感染过结核分枝杆菌，2000年活动性肺结核患病率为367/10万，估算病例数约500万，每年约有13万人死于结核，且发病率亦呈上升趋势。随着抗结核药的广泛应用，多重耐药菌及药物的毒副作用已成为化疗失败的主要原因。肺结核的危害主要体现在结核杆菌对患者肺组织的损害，严重的可能导致肺部损毁危及生命，还有就是抗结核药的毒副作用对患者肝、肾、眼、耳等器官的损害。如何有效控制结核杆菌，减少抗结核药的副作用，提高治愈率一直是临床医生面临的挑战。

肺结核属于中医学"肺痨"范畴，宋代《三因极一病证方论》始以"痨瘵"定名，临床主要症状为咳嗽、咯血、潮热、盗汗、消瘦等。冯老师认为肺痨的致病因素主要有两方面，一是感染痨虫，一是正气的虚弱，以肺、脾、肾、肝四脏为重点，其发病及病机演变决定于正气强弱。《医学正传·劳极》确立了杀虫与补虚的两大治疗原则，迄今仍然对肺痨病的治疗具有重要的指导意义。冯老师在上述治疗肺痨原则的指导下，经过长期实践，积累了丰富的治疗本病的经验，现总结介绍如下。

（1）改善患者体质，扶助正气

《内经》有云："正气存内，邪不可干；邪之所凑，其气必虚。"肺痨虽为感染痨虫而发，但患者体质的强弱，决定着感邪后是否发病，发病的轻重、预后的好坏，以及病情控制后是否会复发。现代医学也认为，结核菌感染人体后能否发病或者病情的轻重，主要取决于机体的免疫状态，尤其是细胞免疫功能的强弱。冯老师认为，可以通过中医辨证论治的方法重构阴阳平衡，调和五脏，达到扶助正气、增强体质、促进康复的目的。

肺痨初期以阴虚为主要证型，病位在肺；临床表现为干咳、或痰少、痰中有少量血丝、口干咽燥等是由肺气不宣，肺系器官经脉失于濡养所致；治疗以滋阴润肺，可选沙参麦冬汤。随着病情的发展，痨虫耗伤阴血，阴不制阳，而出现阴虚火旺；因金困木旺，病位由肺及肝，在单纯肺阴亏虚证的临床表现上，会出现潮热、盗汗、五心烦热、咳血量多等体现火热证特点的症状；治疗以滋阴润肺，清热泻肝，方用百合固金汤合泻白散。病久气阴耗伤，子盗母气，肺病及脾，患者出现神倦乏力、气短声低、畏风、动则汗出、纳少便溏等肺气不固，脾虚不运的表现；治以益气养阴，培土生金；方选玉屏风散或参苓白术散合生脉散加减。到疾病后期，阴损及阳，久病及肾，患者表现出面浮肢肿、肢冷形寒、五更泄泻、男子滑精阳痿、女子经少闭经、大肉尽脱、喘脱少气等阴阳两虚的症状；治以滋阴补阳、补肾养肺，药用补天大造丸或肾气丸。

临证时，此四种证型非截然分开，当在辨证论治的基础上灵活应用。此外，因痨虫所至肺、脾、肝、肾受损，导致四脏的功能失调，又可因虚至实，产生出新的病理产物。所谓"脾为生痰之源，肺为储痰之器"，肺脾失调，痰湿滋生；肝失疏泄，气机郁结，气滞血瘀；肾不蒸腾气化，水饮内生。故在扶正的同时，需要根据病情，或行气，或祛痰，或活血，或化饮，以确保人体气机的调畅，促进正气的化生和作用发挥。

（2）结合现代药理研究，发挥中医药的抗结核作用

中医很早就从肺痨的传染性认识到肺结核由感染痨虫所致，并指出了直接抗

击痨虫的重要性，《十药神书》就指出："痨症之有虫，如树之有蠹，去其蠹而后培其根，则树木生长。痨症不去虫，而徒恃补养，未见其受益者，古法具在，不可废也。"古人用于"杀痨虫"的药物中，经现代药理研究证实，有不少药物确实有控制结核杆菌的作用，如水车前、猫爪草、苦参、大蒜、黄连、狼毒、金银花、栀子、蒲公英、菊花、茵陈、连翘、厚朴、百部、白头翁等。冯老师在研习古籍和药理知识的基础上指出，在辨证论治的基础上选择具有抗结核作用的中草药，使扶正与祛邪相结合，使扶正而不恋邪，通常可以提高中医药治疗肺结核的疗效。这些抗痨中药对耐西药结核的治疗更有积极治疗意义。

（3）控制结核临床症状

中医对肺结核的认识历史悠久，在《内经》《金匮要略》等经典中虽无"肺痨"的病名，但在"虚损""虚劳"等病症中，已经有了对盗汗、咯血、潮热、干咳、口干舌燥、消瘦等症状的描述，并在这些临床症状方面积累了丰富的经验，并取得了良好的效果。

发热、盗汗是肺结核患者常见症状，二症可单独表现，也可同时存在，临床有不少患者长期发热、盗汗，单用西药效果不佳，结合中医的方法，多能收到很好的效果。冯老师认为肺结核的发热、盗汗需从阴虚的基本病机去考虑，盖因阴虚不能制阳，阳热亢盛则发热，火热熏蒸，津液外泄则盗汗，故治疗当以养阴清热，方选当归六黄汤。冯老师还强调部分患者会表现出舌苔厚腻的症状，但不能因此就认为此是仅因湿邪蕴结而导致发热、盗汗，这种症状是因为肺阴亏虚，肺失宣降，不能通调水道，水液代谢失调，痰湿内生的结果，故治疗的关键还在养阴补肺，恢复肺的宣降功能，在此基础上，酌情给予化痰除湿。若一味燥湿，则肺阴更伤，虚火更盛，加重病情。

若肺结核患者因虚火灼伤肺络而见咯血，此时血症已成急症，急则治其标，需先止血。冯老师常在辨证论治的基础上加用有止血作用的药物和方剂，如十灰散、花蕊石散。此二方出自《十药神书》，为中医治疗肺结核咯血的要方，"先服十灰散劫住，如不住者，须以花蕊石散止之"，指出花蕊石能"化瘀血为水，而不动脏腑，真神药也。"现代研究认为，十灰散除了中药本身的止血作用外，中药制炭更是增加了药物的止血作用。此外，三七活血止血，阿胶养血止血，仙鹤草补虚止血，白茅根、茜草、藕节、侧柏叶、青黛凉血止血，均可辨证使用。

（4）降低抗结核药的毒副作用

抗结核药物的毒副作用常常是造成患者治疗中断的主要原因。其常见的毒副作用有胃肠道反应、肝毒性、肾毒性、血液系统损害、视力下降等。冯老师指出，为了减少抗结核药物的毒副作用，首先要充分考虑到患者的年龄、伴发疾病、生活习惯等多方面的因素来选择抗痨药物，最大限度地规避其副作用；其次要密切关注所用药物的不良反应，做到早期发现、早期调整；再次可以针对不良反应配合中药治疗。冯老师强调，抗结核药物的毒副作用表现多样，用中药降低其毒副作用需坚持辨证论治的原则。

如抗痨药物可导致恶心、呕吐、食欲不振、上腹不适、腹泻等胃肠道反应，冯老师认为此为药物伤脾所致的脾失健运，胃失和降之证，主要从健脾和胃入手，故在治疗肺结核的方中可佐以党参、白术、茯苓、陈皮、山药、莲子、麦芽、神曲、谷芽等药物。一则可以有效避免抗痨药物的胃肠道反应；二则使脾胃调和，气血生化有源，正气旺盛，抗邪有力；三则可培土生金，促进受损肺脏的恢复。

又如抗结核药物的肝损害，主要表现出乏力、食欲不振、肝区疼痛不适、黄疸、转氨酶升高等。冯老师认为，此属中医肝郁乘脾之证。肝郁日久还可化火，脾虚则易生湿邪，湿热内蕴，熏蒸导致黄疸发生。故治疗以疏肝健脾为原则，夹湿热者，配合清利湿热，以逍遥散为基础方，或合用茵陈蒿汤。同时配合使用经现代药理研究具有保肝作用的中草药如灵芝、五味子、垂盆草、扯根草、鸡骨草等。

（5）冯老师治疗肺结核的常用药对

在中医标本兼治、扶正与祛邪相结合的理论指导下，结合现代药理，经多年临床实践，冯老师在结核的治疗上总结出两个药对，在治疗肺结核的药方中常有应用：

①夏枯草配鹿衔草：夏枯草味苦辛，性寒，归肝胆经，能清肝火，散郁结。《本经》认为夏枯草可"主寒热，瘰疬，鼠瘘，头疮，破癥，散瘿结气、脚肿湿痹。"古代用之于肝郁化火，痰火凝结之瘰疬，即颈部淋巴结核。现代药理证明，其对人类结核杆菌有抑制作用。鹿衔草性温，味甘苦，入肝肾两经，能补虚益肾、祛风除湿、活血调经，可治虚弱咳嗽、劳伤吐血。鹿衔草作为止血药，治疗

肺结核咳嗽咯血，效果良好。现代药理证明，本品有类甾体类抗炎药物的作用，能减少炎症介质释放，对抗炎症介质的致炎作用，且具有促进免疫功能的作用，多次用药能明显增加胸腺、脾脏重量，促进淋巴细胞转化。冯老师二药同用，一寒一温，一泻一补，相互制约，补虚止咳，抗痨止血，祛邪与扶正相结合，标本同治。

②百部配白及：百部甘润苦降，微温不燥，专治润肺止咳，可用于各种新旧咳嗽，且能杀虫，自古就是抗痨要药。《日华子本草》称其可用于"传尸痨蒸"。药理研究指出，百部具有中枢镇咳作用，其水煎剂和醇浸剂对人型结核杆菌有抑制作用。白及苦甘涩寒，能收敛止血，消肿生肌。《本草汇言》曰："白及，敛气、渗痰、止血、消痈之药也。此药极黏腻，味苦气寒，善入肺经，凡肺叶破损，因热壅血瘀而成疾者，以此研末日服，能坚敛肺脏。"现代临床以本品治疗上消化道出血和肺结核空洞出血，不仅有良好的止血作用，而且能促进溃疡的愈合、结核灶的吸收、空洞闭合、痰菌转阴等。药理研究证实，其所含黏液质能形成人工血栓而止血，体外实验对结核杆菌有明显的抑制作用。冯老师二药联用，既可止咳止血治其标，又可养肺抗痨治其本。因白及对消化道黏膜有保护作用，还能减轻抗痨药对消化道的刺激。

（叶灵兰　谢席胜）

14. 寻常痤疮

（1）概述

寻常痤疮是一种毛囊皮脂腺的慢性炎症性皮肤病，我国寻常痤疮患病率为36%～51.3%，其中重型痤疮占所有寻常痤疮的1.8%～6.7%。本病好发于颜面、胸、背等皮脂腺丰富的部位，临床上可表现为粉刺、丘疹、脓疱、结节、囊肿等皮损，是皮肤科的常见病和多发病。因其损容性的特点容易对患者的生活造成影响，严重者产生焦虑、抑郁等心理问题，使患者的工作生活以及正常社交受到限制，目前多认为寻常痤疮不仅是皮肤病，更是一种与精神心理因素有着密切关系的疾病。西医认为，本病由于内分泌失调，雄激素水平过高，导致皮脂腺分泌功能亢进，过多的皮脂分泌引起毛囊皮脂腺导管角化增生，从而使皮脂排泄不畅，毛孔皮脂腺导管开口阻塞，致使出现粉刺和丘疹的损害，皮脂的分泌过多和排泄不畅，容易引起细菌微生物感染，出现红色炎症性丘疹、脓疱以及结节囊肿，病情反复发作，继发增生性或萎缩性瘢痕以及色素沉着。目前西医多予口服及外用维生素 A 类制剂、抗生素、抗雄性激素类药物等治疗，并辅以光动力疗法、激光治疗和果酸疗法等多种物理疗法，虽然也取得了一定的临床效果，但存在着禁忌证及毒副作用等诸多问题。

（2）对寻常痤疮病机的认识

中医对本病早有认识，《诸病源候论》曰："面疮者，谓面上有风热气生疮，头如米大，亦如谷大，白色者是。"明代陈实功在《外科正宗·肺风粉刺酒渣鼻第八十一》云："肺风、粉刺、酒渣鼻三名同种。粉刺属肺，渣鼻属脾，总皆血热郁滞不散。"冯老师认为本病病位在肺胃，病机为肺胃热盛，兼夹湿瘀。肺在体外合皮毛，开窍于鼻，故面鼻属肺。肺经受风热侵袭，上蒸头面，蕴阻肌肤，而发粉刺、丘疹。又现代人喜食肥甘厚味，加之四川地区气候潮湿炎热，易于生湿生热，结于中焦，足阳明胃经起于颜面而下行过胸，内生的湿热不能下达，反循经上行颜面，蕴蒸肌肤而致脓疱，伴皮肤油腻。《医宗金鉴·外科心法要诀》曰："痈疽原是火毒生，经络阻隔气血凝。"朱丹溪也指出："血受湿热，久必凝浊。"湿热阻滞日久则影响气血之运行，血行郁滞，故生结节、囊肿。

（3）治疗寻常痤疮的原则及方药

冯老师依据多年的临床经验，针对本病肺胃热盛兼夹湿瘀的病机，制定了清热除湿、祛瘀散结的治疗原则。自拟消痤汤予以治疗，具体方药为：黄芩 10g，薏苡仁 30g，连翘 20g，蒲公英 15g，白花蛇舌草 30g，牡丹皮 15g，赤芍 15g，丹参 20g，白芷 15g，桃仁 10g，甘草 10g。方中黄芩清肺胃之热，燥上中二焦之湿，《本草正》谓："枯者清上焦之火，风热湿热，故治斑疹。"连翘清热解毒，消肿散结，《珍珠囊》言"连翘之用有三：泻心经客热，一也；祛上焦诸热，二也；为疮家圣药，三也"，共为君药。蒲公英、牡丹皮清热凉血消痈，赤芍、丹参、桃仁凉血祛瘀，共为臣药。薏苡仁健脾渗湿，白芷祛风排脓，白花蛇舌草清热解毒利湿，共为佐药。甘草为使，清热解毒，调和诸药。若热盛体实者，加黄连、栀子以清泄三焦之热；大便秘结者，加虎杖以通腑泄热；皮肤油腻者，加山楂、土茯苓以利湿化瘀降脂；结节囊肿较多者，加夏枯草、皂角刺以散结消痈；气血不足者，加黄芪、当归以调补气血，同时制约方中苦寒药物损伤胃气；血虚明显者，合四物汤、益母草以补血调经。

现代医学认为，寻常痤疮的发生主要与皮脂分泌过多、毛囊皮脂腺导管堵塞、细菌感染和炎症反应等诸多因素密切相关。现代药理研究发现，黄芩、丹参、白花蛇舌草具有抑制皮脂腺细胞脂质合成分泌的作用；丹参可减轻毛囊口角化，抑制瘢痕形成；黄芩、丹参、连翘等对痤疮丙酸杆菌高度敏感；丹参、白花蛇舌草、黄芩有抗炎及调节免疫作用；丹参、白花蛇舌草、甘草有温和的雌激素样作用或抗雄激素作用；薏苡仁消除色素斑点等。消痤汤方中诸药协同作用，能针对寻常痤疮发病的多个环节发挥作用，多靶点起效，配合相得益彰。

（4）重视对患者生活习惯及精神的调理

冯老师认为，寻常痤疮还与现代生活规律及饮食习惯的改变有关。例如：工作学习的压力导致睡眠不足，加之饮食多肥甘厚味之品，使得肺胃功能低下，此时易感外邪，化湿生热。中医认为肺与大肠相表里，所以生活习惯的改变引起大便秘结，也常常导致湿热之邪内生，故在临床治疗过程中常悉心指导患者应饮食清淡，忌食辛辣发物、油腻上火之品，保持心情的舒畅。重视腑气的通畅，对于大便秘结者，冯老师临证常喜加虎杖以通腑泄热，因肺与大肠相表里，腑气得通则肺气得畅，肺热得清。对于女性患者，冯老师还十分注重月经的调理，认为月经通调则气血和顺。同时嘱患者暂停使用化妆品，切忌用手挤压患处。通过这些细心指导，再配合药物的调理，往往效果会更加明显。

（5）验案举例

患者，女，22岁，学生，2012年1月因反复面部粉刺、丘疹、结节伴皮肤油腻1年就诊。

初诊：患者额部可见较多白色粉刺，面颊部、口周可见十数个红色疼痛性丘疹，间有数个小结节，皮肤油腻，纳食可，睡眠尚可，月经正常，大便秘结，小便黄，舌质红，苔薄黄腻，脉弦滑。诊断：寻常痤疮。辨证：肺胃热盛，兼夹湿瘀。治法：清热除湿，祛瘀散结。予以消痤汤加减。具体药物：黄芩10g，薏苡仁30g，连翘20g，蒲公英15g，白花蛇舌草30g，牡丹皮15g，赤芍15g，丹参20g，白芷15g，桃仁10g，山楂30g，土茯苓30g，栀子10g，黄连10g，虎杖10g，甘草10g。嘱服药6剂，水煎服，两日1剂，一日3次，每次100mL，三餐饭后半小时温服。忌食辛辣发物、油腻上火之品，暂停使用化妆品，切忌用手挤压患处。

二诊：患者面部红色丘疹减少，皮肤油腻减轻，二便调，舌质红，苔薄黄，脉弦。守方去栀子、黄连、虎杖，加用夏枯草 15g，皂角刺 30g 以助散结消痈。嘱服药 8 剂，余医嘱同前。

三诊：患者面部粉刺、结节减少，红色丘疹基本消退，无新发皮损，皮肤油腻明显减轻，二便调，舌质偏红，苔薄黄，脉弦。守方去土茯苓，加用玄参 15g，牡蛎 30g，浙贝母 15g，山药 15g，加强软坚散结之效。嘱服药 8 剂，余医嘱同前。

四诊：患者皮损基本消退，仅遗留少数色素沉着。

随访半年未见复发。

（雷雨　谢席胜）

15. 老年性皮肤瘙痒症

老年性皮肤瘙痒症是无原发性皮损，仅见瘙痒，或伴继发性抓痕、血痂、色素沉着和苔藓样变等的一种常见皮肤病，多发于 60 岁以上，男性多于女性，其病因复杂、病情顽固，严重影响老年人的身心健康。现代医学认为，本病多由老年人皮脂腺功能减退，油脂分泌减少，皮肤干燥和退行性萎缩或过度洗烫等因素诱发。临床表现为皮肤萎缩变薄，缺乏皮脂滋润，皮肤干燥，加之皮肤血液循环减慢，营养匮乏，易受周围环境因素刺激而诱发瘙痒。本病与组胺释放过多以及皮肤对组胺的超敏反应有关，故目前西医多采用抗组胺类药物治疗，但疗效较低，停药后复发率较高。冯老师对老年性皮肤瘙痒症的治疗有着丰富的经验，特总结介绍如下。

（1）对老年性皮肤瘙痒症病机的认识

老年性皮肤瘙痒症属中医"痒风""风瘙痒"等范畴。中医学对本病早有记载，《外科证治全书·痒风》中记载："遍身瘙痒，并无疮疥，搔之不止。"《诸病源候论》云："风瘙痒者，是体虚受风，风入腠理，与血气相搏，而俱往来，在于皮肤之间。邪气微，不能冲击为痛，故但瘙痒也。"《丹溪心法》亦云："诸痒为虚，血不荣于肌腠，所以痒也。"冯老师认为，本病系因患者年老体衰，阴血亏虚，肝肾不足，精血无以充养肌肤，内风燥动，肌肤气血不和而致痒。加之老人脏腑脆弱，肾气不足，使阴不能营守于内，阳不能固护于外，容易感受风、湿、热之邪，内不得疏泄，外不得透达，郁于皮肤腠理而致瘙痒。冯老师认为，本病为本虚标实之证，虚者责之阴血不足、肝肾亏虚，实者为外受风、湿、热之邪，合而为患，而以本虚为主。

（2）治疗老年性皮肤瘙痒症的原则及方药

冯老师指出不论外感内生，"风"皆为老年性皮肤瘙痒症的主要病因之一，故治疗当以"祛风止痒"为先。根据"治风先治血，血行风自灭"之理，治疗应从"治血"着手，结合本病阴血亏虚的特点，重用养血、活血之品，以荣养气血，透达表里，调和营卫，使气血运行通畅，邪无滞留之地。临证治疗本病以养血润燥、祛风止痒，兼以滋补肝肾、凉血息风为治疗原则。《千金方》中云："痒症不一，血虚皮肤燥痒者，宜四物汤加防风。"冯老师常选用四物汤加味治疗本病，具体方药：当归15g，川芎10g，白芍30g，熟地黄30g，鸡血藤30g，何首乌30g，鳖甲10g，升麻10g，防风10g，白僵蚕10g，白蒺藜15g，地骨皮20g，珍珠母30g，甘草10g。

方中以熟地黄、白芍为君，养血滋阴润燥，《成方便读》云："补血者，当求之肝肾。地黄入肾，壮水补阴，白芍入肝，敛阴入血，二味为补血之正药。"当归补血活血，《本草纲目》谓其："润肠胃、筋骨、皮肤……和血补血。"何首乌补肝肾、益精血，《本草备要》谓其："补肝肾，涩精，养血祛风，为滋补良药。"防风祛风解表，《本草汇言》云："用防风辛温轻散，润泽不燥，能发邪从毛窍出，故外科疮痛肿毒，疮痿风癞诸症亦必需也。"白僵蚕祛风止痒，《本草纲目》谓其治"皮肤风疮，丹毒作痒……一切金疮，疔肿风痔"，共为臣药。川芎、鸡血藤补血活血，祛风通络，使气血运行通畅；地骨皮凉血，清虚热，《外科大成》曰："若风热内淫，血虚作痒者，又当凉血润燥。"白蒺藜，《本草求真》云："然总宣散肝经风邪，凡因风盛而见目赤肿翳，并遍身白癜瘙痒难当者，服此治无不效"，合珍珠母以平肝潜阳、息风止痒；升麻配防风疏风散邪，以发其蕴蓄不解之邪，鳖甲合当归滋阴养血，可安其邪气所扰之阴，配伍尤为精妙，共为佐药。使以甘草缓和药性，调和诸药。若风热甚者，加黄芩、菊花以祛风清热止痒；湿甚者，加藿香、佩兰、薏苡仁以除湿止痒；湿热俱甚者，加苦参、地肤子、白鲜皮以清热除湿止痒；久病顽痒、风邪入络，加乌梢蛇以透骨搜风止痒。

现代药理研究发现，四物汤具有良好的抗炎、止痒作用。当归、川芎、珍珠母、甘草具有抗Ⅰ型变态反应作用；防风、白蒺藜、鸡血藤、白芍具有抗Ⅳ型变态反应作用；白僵蚕、地骨皮、鸡血藤、甘草、熟地黄、何首乌、当归、白芍具有免疫调节作用；当归、甘草具有抗组胺及乙酰胆碱的作用；川芎、白芍具有抑制花生四烯酸代谢的作用；地骨皮具有抑制 IL-2 的作用，而白芍具双向调节 IL-2 的作用；白芍、何首乌、防风、白蒺藜、白僵蚕、地骨皮、甘草具有抗菌作用。何首乌提取物对小鼠皮肤脂质过氧化物的生成具有非常明显抑制作用，说明何首乌具有延缓皮肤衰老的作用。甘草对过敏介质的释放有高效抑制作用，有明确的抗变态反应作用，含甘草酸的甘草提取物可以有效治疗过敏性皮炎如湿疹、瘙痒症等。

（3）重视对患者皮肤护养的指导

冯老师针对此类患者常指导其改正错误的洗浴习惯，告知洗浴时水温不宜过热，不宜使用碱性肥皂、食盐、醋等，不宜过度搓洗皮肤，洗浴后适量使用保湿护肤品；内衣以棉织品为宜，应宽松舒适、质地柔软、避免摩擦，并及时增减衣服，避免冷热刺激；忌食辛辣刺激、海鲜发物及煎炸之品。细心关爱及方药调养，能取得良好的临床疗效。

（4）验案举例

患者，女，70岁，退休，2011年10月因全身皮肤瘙痒4个月就诊。

初诊：患者4个月前无明显诱因出现全身皮肤瘙痒，受热、浴后及夜间瘙痒更甚，目前自觉全身皮肤瘙痒明显，全身皮肤未见红斑、丘疹、风团等皮疹，可见较多点线状抓痕及少量血痂，皮肤较干燥，面色少华，纳食减少，睡眠欠佳，二便正常，舌质淡，苔薄白，脉沉细。诊断：老年性皮肤瘙痒症。辨证为阴血亏虚，外夹风邪。治以养血润燥、祛风止痒，兼以滋补肝肾、凉血息风。予以四物汤加味。药物：当归15g，川芎10g，白芍30g，熟地黄30g，鸡血藤30g，何首乌30g，鳖甲10g，升麻10g，防风10g，白僵蚕10g，白蒺藜15g，地骨皮20g，珍珠母30g，甘草10g，乌梢蛇10g，首乌藤30g，山药30g。嘱服药6剂，水煎服，两日1剂，一日3次，每次100mL，三餐饭后半小时温服。并嘱患者改正错误的洗浴习惯，洗浴时水温不宜过热，不宜使用碱性肥皂、食盐、醋等，不宜过度搓洗皮肤，洗浴后适量使用保湿护肤品；内衣以棉织品为宜，应宽松舒适，质地柔软，避免摩擦，并及时增减衣服，避免冷热刺激；忌食辛辣刺激、海鲜发物及煎炸之品。

二诊：患者诉全身皮肤瘙痒减轻，全身皮肤未见红斑、丘疹、风团等皮疹，可见少量点线状抓痕，未见血痂，纳食增加，睡眠好转，二便正常。舌质偏淡，苔薄白，脉沉细。守方去乌梢蛇，加北沙参 30g，麦冬 15g 加强养阴之力。嘱服药 6 剂，余医嘱同前。

三诊：患者诉全身皮肤瘙痒明显减轻，全身皮肤未见红斑、丘疹、风团及抓痕、血痂等，皮肤干燥明显好转，面色如常，纳食增加，睡眠转佳，二便正常。舌质淡红，苔薄白，脉沉。守上方，继服 8 剂而愈。

随访 1 年未见复发。

（雷雨　谢席胜）

16. 外阴白色病变

外阴白色病变是指女性外阴皮肤和黏膜组织发生变性及色素改变的一种慢性疾病，包括外阴鳞状上皮细胞增生、外阴硬化性苔藓，以及二者同时存在的混合性外阴白色病变，曾被称为"外阴白斑""慢性外阴营养不良"等。本病多见于青春期前和绝经后，其发病率呈逐年上升趋势，且有 1%～5% 的恶变率，严重影响患者的身心健康。临床表现为外阴奇痒，皮肤黏膜色素减退，表皮粗糙、增厚或变薄、干燥易皲裂、失去弹性，阴道口挛缩狭窄等。西医对其确切的病因与发病机制至今尚未有定论，也没有彻底治愈该疾病的方法，多采用肾上腺皮质激素药膏局部外涂、CO_2 激光、氦氖激光、波姆光、液氮冷冻法及聚焦超声等治疗，有一定的疗效，但存在诸多副作用，且复发率较高。

本病属中医"阴痒""阴蚀""阴疮"等范畴。关于本病的病因，历代医家多有论述，《诸病源候论·阴痒候》曰："妇人阴痒，是虫蚀所为。三虫九虫在肠胃之间，因脏虚虫动作，食于阴，其虫作势，微则痒，重者乃痛。"《景岳全书·妇人规》所言："妇人阴痒，必有阴虫，微则痒，甚则痛，或为脓水淋沥，多由湿热所化。"《医宗金鉴·妇科心法要诀》曰："妇人阴痒，多因湿热生虫，甚则肢体倦怠，小便淋漓。"《医学准绳六要·治法汇》中云："阴中痒，亦是肝家湿热，泻肝汤妙。"认为其病因多为湿热之邪，治疗上多从清热燥湿、祛风杀虫立法。

冯老师依据多年临证经验，认为本病之内因多责之肝肾、气血、经络功能失常，外因则与感受风、燥、湿、热之邪有关。本病病位在外阴，为本虚标实之证。肝肾精亏，阴血不足，生风化燥为病之本；风邪外侵，或感受燥邪，或湿热下注，气滞血瘀为病之标。青春期肝肾精血未充，绝经后肝肾精血亏损，故本病多发于青春期和绝经后。《素问·金匮真言论》曰："肾，开窍于二阴。"足少阴之筋亦结于阴器。《灵枢·经脉》曰："肝足厥阴之脉……循股阴，入毛中，环阴器……肝者筋之合也，筋者聚于阴器。"《素问·厥论》曰："前阴者，宗筋之所聚。"肾藏精，开窍于前后二阴；肝藏血，主疏泄，肝脉绕阴器，故本病与肝肾密切相关。而"女子以血为用"，前阴又居于下焦阴湿之地，最为娇嫩，尤需精血的濡养和温煦。肝肾同源，精血同源，肝血不足，肾精亏损，气血失和，加之经络受阻，气血输布不畅，阴部肌肤失于濡养，《难经·二十四难》言"血不流则色泽去"，故肌肤增厚变白，久则发生萎缩、皲裂。阴血不足又可生风化燥，故出现外阴瘙痒不止。《诸病源候论》中谓："白癣之状，白色碇碇然而痒。此亦是腠理虚而受风，风与气并，血涩而不能荣肌肉故也。"故正虚之时，因起居不慎，或饮食不洁，风、燥、湿、热等邪气乘机客于机体，蕴结于阴部，阻滞经络。风胜则痒，燥胜则干，湿性重浊而趋下，热盛则津伤，故出现外阴干燥瘙痒，可因搔抓而出现溃烂等。故《诸病源候论·妇人杂病诸候》云："肾荣于阴器，肾气虚……为风邪所乘，邪客腠理，而正气不泄，邪正相干，在于皮肤故痒。"《妇人大全良方》云："凡妇人少阴脉数而滑者，阴中必生疮，名曰疮，或痛或痒，如虫行状，淋露浓汁，阴蚀几尽者。此皆由心神烦郁，胃气虚弱，致气血留滞。"故本病又多夹血瘀之邪。

冯老师认为标本同治最为切要，制定了以填补肝肾精血为主，兼以祛风止痒、清热利湿、活血散瘀的治疗大法。《余听鸿医案》记载："高年血燥生风，唯养而已。利去一分湿，即伤其一分阴，湿愈利而血愈虚，血愈虚而风愈甚，其痒岂能止息。"故冯老师特别强调滋补肝肾精血的重要性，以大补阴丸为基本方加减。大补阴丸原名"大补丸"，是金元四大家之一的朱丹溪所创，《丹溪心法》载"大补丸，降阴火，补肾水"，为滋阴降火的代表方，由熟地黄、知母、黄柏、龟板、猪脊髓组成。方中熟地黄滋肾阴，养阴血，又能填精益髓；龟板滋补肝肾之阴。二药重用，以培其本。知母清热滋阴润燥，黄柏清热泻火坚阴，以清其源。更以猪脊髓血肉甘润之品，既能滋补精髓以培源，又能制约黄柏之苦燥。诸药合用，共奏养血填精、滋阴降火之效。现代药理研究及临床实践发现，大补阴丸可以双向调节小鼠的体液免疫和细胞免疫功能，对正常及阴虚小鼠均有免疫调节作用，对多种自身免疫性疾病具有免疫调节作用。治疗中常合二至丸同用，二至丸由女贞子、旱莲草二味组成，能补益肝肾、滋阴养血，益阴血而不滋腻，兼有清热之功。更加鸡血藤养血行血、疏利经脉，红花活血祛瘀、畅达血脉，合"治风先治血，血行风自灭"之意，养血令血脉充盈，活血令血行通畅，血和则风自平、痒自止。佐以萆薢、儿茶利湿清热，白芷、地肤子祛风除湿止痒。冯老师还注重内服外治结合，嘱患者将水煎后余下的药渣再水煎 500mL，先熏患处，待温洗浴，每日 1 次，通过局部药液熏洗，使药效直达病所，阻断瘙痒的恶性循环，迅速缓解临床症状，增加疗效。

现举冯老师治案 1 例。张某，女，35 岁，已婚，2009 年 4 月 6 日初诊，诉外阴瘙痒难忍 2 年，2007 年妇科检查发现小阴唇、阴蒂部均有片状色素减退，病理活检报告符合外阴白色病变，用地塞米松等西药治疗效果不明显。近两周来白斑范围扩大，瘙痒难忍，舌淡红，苔薄白，脉细。药用：熟地黄 20g，知母 15g，黄柏 15g，龟板 15g，地肤子 15g，红花 10g，墨旱莲 15g，女贞子 15g，白芷 10g，萆薢 15g，儿茶 15g，大枣 10g，鸡血藤 20g。每日 1 剂，水煎取 600mL，分 3 次温服。服 2 剂后瘙痒明显减轻，服 4 剂后瘙痒消失、阴部白斑面积缩小，服药 1 个月后外阴色泽基本正常，随访半年未复发加重。

冯老师根据多年临床探索，指出外阴白色病变病位在外阴，为本虚标实之证。肝肾精亏，阴血不足，生风化燥为病之本；风邪外侵，或感受燥邪，或湿热下注，气滞血瘀为病之标。治疗上谨守病机，填补肝肾精血以治本，祛风止痒、清热利湿、活血散瘀以治标，注重内外合治。嘱患者忌食辛辣刺激之品，穿着应宽松透气，保持外阴干爽舒适。如此切中病机，扶正祛邪，标本同治，内外兼施，调治兼备，故收到了满意的临床疗效。

（雷雨　叶灵兰）

二、疑难杂症经验总结

1. 疑难杂症治疗经验

中医疑难杂症主要指症状较为奇特，病情较为复杂，处理颇为棘手的一类病症。今将冯老师治疗内科疑难杂症学术经验进行整理，以对临床有所启发。

（1）对疑难杂症辨治的认识

冯老师认为，对于疑难杂症，临床上只要认真辨识，大部分还是可辨可治的。可切实提高医生辨证施治的能力，不断探索总结经验教训，准确找到"证"的本质，正确施治，就能使"疑"不惑，则治"难"就不难，就可以化疑难病为可治之病。冯老师认为辨治疑难杂病，重在分清楚阴阳虚实，辨明脏腑气血，执简驭繁；治疗上多寒热并用，重调理脾胃、顾护正气和阳气；重视瘀血、痰浊、湿热的治疗，还常从"络病"入手调治，善用虫药及风药。

（2）治疗疑难杂症常用方法

①间者并行，寒热同用：《内经》云"间者并行"，"寒热温凉，反从其病"，首先提出了寒热同用之法。许多疑难杂症，常存在正气、阳气不足，无力祛邪，病邪日久，常常又有郁热，热毒郁内，导致疑难沉痼之症难以化解。针对此，常需要温补清泄，寒热同用。如以人参、黄芪、山药、白术补复正气，附子、肉桂、桂枝、干姜温扶元阳，知母、黄芩清其郁热，白花蛇舌草、白茅根泄其伏毒，寒热并行熔于一炉，常能获得奇效。

②调治中焦，培植脾胃：胃为水谷之海、五脏六腑之源，脾胃为后天之本。脾胃一虚，则百病纷起。冯老师认为，诸脏虚损时，峻补无益，此时独取中州是关键。同理，冯老师依然强调在内科疑难杂症中调治中焦脾胃尤为重要。常采用的方法有健脾补胃，调理气机；大补脾气，升阳举陷及温中祛寒。

健脾补胃，调理气机，常用于气血生化无能，致中气困惫，气机升降失司，营卫不和之候，选用黄芪建中汤。以黄芪升补脾气，养中气；芍药泄肝和营；饴糖培建中州；桂姜辛温通阳，营卫协和，脾胃健运，气血自充。大补脾气，升阳举陷，多用于因脾胃中气亏虚、气虚下陷之候，冯老师首推东垣"陷者举之"之法，立补中益气汤，治药用黄芪补中气；升麻举中气；柴胡升达胸中清阳；参、术、草甘温养脾；陈皮理气；当归养血和营，贯通心脉，则气血互生，脾升胃降，中气始复。温中祛寒，用于阳气不足，或过食生冷，中阳郁遏，或过于寒凉攻伐，中气大虚，致脾失健运，胃寒冷积。中寒下注则传导失司，逆上则饮填胸胁，停留于中则心下冷痛。其主要代表方为《伤寒论》理中汤，方中干姜温化寒滞，白术运脾燥湿，党参、甘草益脾气。若脾土虚寒较甚，加附子以助温阳散寒之力。

③络病理论，通络除痹：冯老师辨治疑难杂症还常从络病入手。络病是以

络脉损伤为基础，以气血瘀阻为特征，以脏腑功能障碍为临床表现的一系列病症。"久病入络"是络病的主要病机，"络脉阻滞"是络病最基本的病理改变。络脉为病均有不同程度的气郁、血阻或痰结等"络瘀"表现，"通络"是总治则。关于通络的方法，有辛温通络、辛香通络、辛润通络及辛咸通络等。辛者，叶氏认为"辛散横行入络"，且多能行气、散结、止痛，常用药有细辛、桂枝等。辛润通络，常用三七、当归、桃仁、红花、牛膝、泽兰、元胡、青葱管等。辛咸通络，多选用虫类药。除此以外，冯老师还常用藤类药物治疗络病，如鸡血藤、海风藤、络石藤、红藤、丝瓜络等。

④化痰祛湿，活血化瘀：冯老师认为久病常使气血虚损，津血运行不畅则易生痰瘀。叶天士"久病入络"学说指出："经年累月，外邪留着，气血皆伤，其化为败瘀凝痰，混处经络。"提示"久病入络"的本质为痰瘀交混，互结于脉络之中；且正因为痰瘀互结，胶痼难化，进一步使得病程迁延难愈。故对于久病难愈之症，应考虑痰瘀互结的病理因素。而对于疑难杂证，传统医学素有"怪证属痰""久病属瘀"之说。冯老师认为，此类疾病亦可考虑从痰瘀互结入手，采用痰瘀同治，即复合应用化痰祛湿，活血化瘀之法。痰瘀互结证者常见阳气不足，无力温化水湿则停为痰饮；寒凝血滞则为瘀。同样，痰瘀形成后亦会耗夺已损之阳气，因"饮为阴邪，非温不化""血属阴类，非阳不运"，故在化痰祛瘀同时，可根据病情加用温阳之品。

⑤善用虫药和风药：虫类药是动物药的同义词，是"血肉有情""虫蚁飞走"之品，具有独特的生物活性。冯老师认为，诸多疑难杂症、沉疴痼疾使用虫类药，可搜剔络中痰瘀，使浊去凝开，经行络畅，邪祛正复。常用水蛭、地龙、蝉衣、乌梢蛇、蜂房、僵蚕等。

风药是指具有发散风邪、祛风胜湿功能的一类药物，临床常用其治疗外感风邪及风湿类疾病。就风药本身而言，每一味药除了具备祛风的功效外，常常兼有许多其他功用。有些时候，这些兼有的功用，往往会变成治疗疑难杂症的主要切入点。如脾虚下陷、清阳不升者，可运用祛风升清之法或配伍祛风药如羌活、独活、升麻、柴胡、防风等药，以升发清阳、舒展经络之气。湿热搏结于胃肠，气机不通，在健脾益气同时可加葛根、藿香等祛风药物以燥湿、醒脾，湿热平调，标本同治。

（3）治疗几个疑难杂症经验简析

①治疗胸痹，用益气活血、理气化痰之法：冠状动脉粥样硬化性心脏病是当今社会对人类健康威胁极大的一种常见疾病。冯老师认为：本病多见于中老年人。归因于肾气渐衰，肾阳不足，不能鼓舞五脏之阳，导致心气虚弱或心阳不振；肾阴亏虚，不能滋养五脏之阴，引起心阴内耗，气阴两伤，最终使气血运行不畅而心脉瘀阻；或素体阳虚，胸阳不足，阴寒之邪乘虚侵袭，寒凝气滞血瘀，痹阻胸阳；或因饮食不节，损伤脾胃，失于健运，聚湿生痰，痰阻脉络，气血瘀滞而胸阳失展；或因七情内伤，气滞痰阻，气血瘀滞而心脉痹阻。本病为本虚标实证，以心、脾、肾虚为本，以血瘀、痰阻、气滞为标。急则治标，故治疗本病当以益气活血、理气化痰为先，以桃红四物汤加黄芪、人参、丹参、三七、蜈蚣、全虫。痰阻者加瓜蒌、薤白、法半夏；气滞者加郁金、香附；寒邪凝滞者加桂枝、附子，使气血运行通畅而胸痹得以缓解。胸痛减轻后及时调补心、脾、肾，兼以活血化瘀，活血化瘀法贯穿本病治疗始终。对于心绞痛难以缓解者，除注重益气活血外，常配合虫类药进行治疗。喜用蜈蚣、全蝎、僵蚕、蝉蜕等虫类药，以祛风通络，缓解血管痉挛，扩张血管，增加冠脉血流量及降低外周阻力。常加用的丹参、红花、三七、川芎具有降脂降血压等功效，血压及血脂的改善也就降低了冠心病的易患因素，这对冠心病的预防有积极的作用。

②治疗肿瘤，应虚实兼顾：肿瘤是目前危害人类的主要杀手之一。冯老师在对肿瘤的病机认识上，强调整体观念。认为其发生是人体整体的反应，而非仅仅是局部的病变。正气的不足是肿瘤发病的关键。"壮者气行则已，怯者着而成病。"正气亏虚，抗病能力低下，邪气乘虚而作用于机体，致痰湿结聚，热毒内蕴，气滞血瘀，脏腑功能紊乱，气血失和，阴阳失调，日积月累，癥积乃成。其病理改变以"痰""瘀""毒""虚"最为常见。在紧抓上述病机同时，注重顾护脾肾，立足根本，辨证辨病，衷中参西；处方用药，灵活精巧；扶正祛邪，贯穿始终。通过这种既宏观又细微的调整，常常会收到意想不到的疗效。

③调治痛风，补泄同施：痛风是困扰中老年人的一个常见病。痛风性关节炎常使许多患者的生活质量受到影响。冯老师认为痛风性关节炎的形成：一为素体脾虚，饮食不慎，水湿内停，日久郁而化热，湿热内蕴；二为过食肥甘，伤及脾胃，酿成湿热，湿热外注皮肉关节，内留脏腑，发为痛风。湿热黏滞，留恋难

解，故而病势缠绵。脾为水湿运化之枢纽，脾为湿困，津液敷布失调，肺肾气化失司。加之患者往往长期服用秋水仙碱等西药，脾肾受损，致肺脾肾同病。一旦肺脾肾气化功能失常，水湿转化输布障碍，湿浊清除更难，致使正虚邪恋，脾肾亏虚，湿热不去，故而病情日重，恶性循环往复。冯老师认为：本病的治疗要立足病机，详察病期，分清正虚邪实，孰轻孰重，从而合理调配清热利湿和补益肺脾肾之品。常常采用补泻同施的方法，补侧重健脾除湿，泻注重清热利湿。对湿邪内留，气机不通者，常配合风药，如防风、川芎等，以起到风能胜湿的作用。

④辨治消渴，关注络病：糖尿病是一种全身性的内分泌代谢疾患，尤其是慢性并发症，几乎可涉及全身各器官组织，导致心、脑、肾、神经、眼等多脏器的损害，造成极大的经济负担。2 型糖尿病在糖尿患者群中占绝大多数比例，故关注 2 型糖尿病的防治有着重要的意义。2 型糖尿病患者的证候常不具有一般糖尿病三多一少的典型表现，而多表现为肥胖、倦怠乏力、口干、口苦、脉细，病程久者往往有舌质的紫黯、瘀斑、瘀点。冯老师从大量临床实践中总结出本病病机以肾阴亏损、脾气不足兼有血瘀为特征，加之现代生活节奏紧张、饮食多膏粱厚味、少运动等易致肝失疏泄，气机郁滞，痰浊内生，故肝郁脾虚湿滞亦是常见病机之一。消渴日久气阴两虚，络脉瘀阻，痰瘀内结为其慢性并发症的共同基础。治疗上常依据络病理论，注重通络之法的应用。

⑤老年痴呆，补肾化痰：老年痴呆又称"阿尔茨海默病（AD）"，是一种起病隐匿的进行性发展的神经系统退行性疾病。临床上以记忆障碍、失语、失用、失认、视空间技能损害、执行功能障碍以及人格和行为改变等全面性痴呆表现为特征，病因迄今未明。65 岁以前发病者称"早老性痴呆"，65 岁以后发病者称"老年性痴呆"。本病可归属中医学的"呆病""善忘""健忘"等范畴。

唐容川在《中西汇通医经精义》中谓："事物之所以不忘，赖此记性，记在何处，则在肾经。益肾生精，化为髓，而藏之于脑中。"清代汪昂在《本草备要》中言："人之记忆皆在脑中。小儿善忘者，脑未满也；老人健忘者，脑渐空也。"可见脑髓为脑府功能活动的物质基础和源泉所在，而肾之精气的盛衰直接关系到脑髓的盈亏及大脑功能的正常发挥。随年龄增长，肾精逐渐亏虚，脑髓不足；人到老年肾气亏虚，蒸腾气化功能不足，津液不能蒸化而变生痰浊，或肾精亏虚，阴虚火动，灼津为痰，痰浊困阻，蒙蔽脑窍，正如《石室秘录》所言："痰气最盛，呆气最深。"鉴于此，老年痴呆以肾精亏虚，痰浊内停为病机特点，故以补肾化痰法为治疗大法。常以六味地黄丸、知柏地黄丸为基础方配合黄精、狗脊、石菖蒲、远志、法夏、竹茹、天竺黄等化裁。

⑥偏头痛，调和气血，解痉止痛：偏头痛多为一侧或两侧颞部反复发作的搏动性头痛，发作前可伴视觉、体觉先兆，发作时常伴呕吐。女性多发，为男性的3～4倍，多在青春期起病，发病年龄 25～34 岁，少数发生于儿童期或中年后。

冯老师认为，本病为气血失和，脉络痉挛所致。治疗以调和气血，解痉止痛为治疗大法。选用四物汤为基础方调理气血，加全虫、蜈蚣、地龙、天麻等。其中，川芎、白芍需要大剂量使用，常为 30g 以上。蜈蚣和全虫剂量常为 10g。多年使用，临床疗效常达 90% 以上。

（4）验案分享

①引药归经复肉痿

谢某，男，27 岁。因右下眼睑下垂 2 周于 1997 年 10 月 3 日初诊。2 周前因工作劳累后出现右下睑下垂，伴眼涩、流泪，稍感乏力，纳食及睡眠尚可，二便正常。舌淡红，苔白，脉细。查：右下眼睑明显下垂，无感觉障碍。当时冯老师从脾主肌肉着手。眼睑下垂考虑劳倦致脾气亏虚所致，以补中益气汤加减健脾益气，兼以活血。拟方：黄芪、党参、丹参各 30g，白术、柴胡、升麻、当归各 15g，大枣、甘草各 10g。服药 4 剂，1 周后复诊，症状无明显改善。此时冯老师认为，单用健脾益气活血之法，药效不能直达病所，遂在上方基础上加用麻黄、桂枝、细辛各 10g 以温阳祛风通络，续服 1 剂。1 周后复诊，右下眼睑下垂已不显，眼涩流泪、乏力等症已缓解，续服 10 余剂以巩固疗效，症状完全控制。

按： 本病为重症肌无力眼肌型，属中医学"痿证"中之"肉痿"。痿证日久可导致气血不行，治疗酌情配合通经活血之品。风药、表药对于本病应慎用，如《丹溪心法·痿》说："痿证断不可作风治而用风药。"《景岳全书·杂证谟》说："痿证最忌发表，亦恐伤阴。"但本病例在健脾益气活血无效时，冯老师考虑了风邪阻络，阳气不振这一因素，用了麻黄、桂枝、细辛三味风药、表药，且三药还有引药归经之效。

②健脾利湿治口干

许某，女，42 岁，1997 年 12 月 2 日初诊。1 个月以前，患者无明显诱因出现口干，以夜间明显，伴胃脘作胀以餐后明显。食欲尚可，二便正常，苔薄白，脉细。此患者近 1 个月已服中药全为养阴清热之方，越服口干越明显。查血糖、尿糖均正常。冯老师认为，该患者系脾虚湿邪中阻，津液不能上承，故见脘胀、口干，故以健脾利湿为法。拟方：白术、茯苓、薏苡仁、青皮、陈皮、佩兰、花粉各 15g，葛根 30g，甘草 10g。服上方 2 剂后，口干自解，续服 9 剂，口干、脘胀等症完全缓解。

按：口干是口中乏津的一种临床症状，治疗多以养阴清热为法。但该患者服药近 1 个月，口干无明显缓解。冯老师抓住了患者脘胀特点，从脾虚湿滞、津液不能上承入手，以健脾利湿为法。方中白术、茯苓健脾，青皮、陈皮运脾，薏苡仁、佩兰利湿以通利水道，花粉、葛根、甘草生津，使脾健水湿运行通利，津液代谢正常，津液得以上承则口干自解。

③扶阳益气敛盗汗

景某，男，57 岁，1997 年 11 月 28 日初诊。近 20 多天因劳累后出现盗汗，以全身出汗明显，伴腰酸软、乏力，夜间畏寒，需厚衣被而卧。口不干，无咳嗽、潮热及五心烦热，二便正常，舌淡红，苔薄白，脉弱。该患者系因工作劳累起病，结合腰酸软乏力、夜间畏寒、厚衣被而卧及舌脉等考虑阳气亏虚，气血不足，以十全大补汤加味扶阳益气养血，收敛止汗。拟方：黄芪、党参、龙骨、牡蛎各 30g，肉桂、白术、生地、五味子、甘草各 10g，茯苓、白芍、川芎、当归各 15g。服上方 3 剂后，盗汗明显减轻，其后续服 4 剂，上述症状完全缓解。

按：临床治疗盗汗，一般多从阴虚考虑，但此患者盗汗而无明显阴虚症状。冯老师考虑患者系劳累过度耗伤气血，神气浮越而睡中盗汗。方中黄芪、肉桂配四君子汤扶阳益气，四物汤养血，龙骨、牡蛎、五味子收敛止汗。全方合用，阳化气，阴成形，气血复而盗汗自止。冯老师此思路源于《医学心悟·自汗盗汗》"然风火暑热证，自汗太多，犹恐亡阳，尚当照顾元气，矧在虚寒者乎。是以人参芪术为敛汗之圣药，夹寒者则附子佐之。轻剂不应则重剂以投之，投仍不应，则以龙骨、牡蛎、五味子等收涩之品辅助而行，或以人参养荣汤相兼而用。补可去弱，涩可固脱，自然之理也。"冯老师正是仿其治自汗之法治疗盗汗而收奇效。

（谢席胜　何钢　汪明　魏雪飞）

2. 疑难杂症验案分析

疑难杂症是一种长期困扰患者的顽固性病症，常久治不愈或难以治愈，给广大患者带来无限痛苦。冯老师善治各种疑难杂症，现就其治疗的几例疑难杂症分析如下。

（1）败血症

胡某，女，41岁，因高热3天于1992年7月住院。体温39.6℃，白细胞$1.42×10^9$/L，中性92%。西医经血培养、骨穿、胸片、生化等检查，诊断为"败血症"。症见面赤唇红，往来寒热，口苦便结，心烦不欲食，尿黄，头昏头痛，舌苔薄白，脉弦。经青霉素、氨苄青霉素抗感染治疗，配合补液、柴胡针、安乃静对症处理，患者热退而复升，反复无常。详察舌脉，详询病状，认为此病系邪伏少阳，应予和解少阳之法，投以小柴胡汤治之。组方：柴胡30g，黄芩15g，人参10g，法半夏10g，甘草10g，生姜10g，大枣10g，大黄10g。嘱煎熬后昼夜分服，一日1剂，2天后体温渐降，诸症缓解。

按：发热是人体在内外致热源的作用下引起的一种调节性的体温升高。此例发热系感染细菌所致。病邪入内，伏于半表半里之间，为邪犯少阳之候。少阳位居半表半里，有主枢作用，疾病的进退出入都与之有关。小柴胡汤出自《伤寒论》，为少阳和解法的代表方。少阳为三阳之枢，一旦邪犯少阳，徘徊于半表半里之间，外与阳争为寒，内与阴争而为热，故往来寒热。舌苔薄白，是邪尚未入里化热之征，脉弦是少阳经气郁而不得疏泄之故。少阳病邪在半表半里之间，未有定处，往来无常，其证多少不一，所以《伤寒论》第101条云："伤寒中风，有柴胡证，但见一证便是，不必悉具。"然而，总以寒热往来、苔白脉弦为主。方中柴胡为少阳专药，轻清升散，疏邪透表，故为君药。黄芩苦寒，善清少阳相火，故为臣药；配合柴胡，一散一清，共解少阳之邪。黄芩配半夏，辛开苦降；生姜配大枣，调营卫，助脾胃。人参、大黄、大枣、甘草等为使，益胃气，和营卫，扶正以助祛邪，实里而防邪入。七药共用同奏和解少阳，疏利三焦，调达升降，宣通内外，和畅气血之功。故本例之高热可借小柴胡汤和解之功，使邪从枢外解，病随热去，邪去人安。

（2）糖尿病周围神经病变

黄某，女，58岁，有糖尿病病史15年多，既往血糖控制不良，此次因血糖复又升高，伴四肢麻木冷痛 2 个多月来住院。空腹血糖 15.6 mmol/L，餐后 2 小时血糖 21.2 mmol/L。症见精神差，消瘦，四肢麻木疼痛，有蚁行感。指、趾发凉，舌淡，苔薄白，脉沉细。诊断为糖尿病周围神经病变。为阳气不足，血脉不通之候。投以当归四逆汤加减。组方：当归 30g，桂枝 15g，白芍 15g，甘草 10g，大枣 10g，细辛 10g，通草 10g，蜈蚣 2 条。连服 8 剂，肢冷、肢麻、肢凉大减，配合胰岛素治疗，血糖亦逐渐达标。

按： 糖尿病周围神经病变是糖尿病的常见慢性并发症之一，属中医"痹证""血痹"等范畴。《王旭高医案》记载"消渴日久，但见手足麻木、肢凉如冰"即是对本病的描述。糖尿病周围神经病变，是在糖尿病的基础上发展而来，其病机的演变初为阴虚燥热渐为气阴两伤，病程日久，气虚无以推动而成瘀，阴虚无以行舟亦为瘀，气虚不化津，津停而痰生，燥热灼津，液缩痰凝，痰瘀互结。久病伤阳，阳气不布，温煦不足，经脉失养。病位在络，为本虚标实之候，其病理改变以痰瘀为关键。痰瘀形成复又阻碍气血的运行，阳气的敷布。气血不营，阳气不达，经脉的荣养、温煦进一步下降，虚实互见，病情日重，迁延难愈，故投以当归四逆汤温经散寒、养血通脉。当归四逆汤为《伤寒论》方，主治阳气不足而又血瘀，手足厥寒，舌淡苔白，脉细欲绝或沉细以及寒入经络、腰、股、腿、足疼痛。四肢为诸阳之本，阳气不足，四末失其温养，故手中厥寒。脉细欲绝是血虚而又经脉受寒，血脉不利之故。正如成无己云："手足厥寒者，阳气外虚，不温四末；脉细欲绝者，阴血肉弱，脉行不利。"故以温经散寒，养血通脉为治。方中当归苦辛甘温，补血和血，与芍药合而补血虚；桂枝辛甘而温，温经散寒，与细辛合而除内外之寒；甘草、大枣之甘益气健脾，既助归芍补血，又助桂辛通阳；更加通草通经络，使阴血充，客寒除，阳气振，经脉通，诸症得以逐渐缓解。

（3）**放射性肺炎**

吴某，女，68 岁。因左侧乳腺癌术后放疗而致放射性肺炎。咳嗽痰多而清稀，绵绵不断，口干，精神差，舌淡，苔薄白，脉细。经详察舌脉，详观病状，认为此病属中医"痰饮"范畴。"病痰饮者，当以温药和之"，予苓甘五味姜辛汤加减。组方：干姜 20g，细辛 10g，茯苓 15g，五味子 10g，半夏 10g，甘草 10g。二剂即见效，咳嗽减轻，痰量变少，连续守方服用 2 个月余，咳嗽咯痰基本消失，精神大好。

按：乳腺癌术后放疗而致放射性肺炎。咳嗽痰多而清稀，绵绵不断，口干，精神差，舌淡，苔薄白，脉细。按一般思路，放射性肺炎均以养阴、清热、解毒为主。此患者在他医处确也服用此类药物，无奈收获甚微，咳嗽越加剧烈，痰越加多。经详察病况认为，此患者因放射性照射，引起肺的宣降功能失调，而肺为水之上源，宣降失常，水湿内停，上干于肺，则为咳为痰。从痰多清稀、绵绵不绝来看，属中医"痰饮"范畴。予以苓甘五味姜辛汤加减，正合"病痰饮者，当以温药和之"之训。苓甘五味姜辛汤出自《金匮要略》，主治寒饮内蓄之证。以干姜为君，取其辛热之性，既温肺散寒以化饮，又温运脾阳以祛湿。细辛为臣，以之辛散温肺散寒，助干姜散其凝聚之饮；以茯苓之甘淡健脾渗湿，一以化既聚之痰，一以杜生痰之源。佐以五味子敛肺气而止咳，与细辛相伍，一散一收，散不伤正，收不留邪。使以甘草和中，调和诸药。纵观全方，开合相济，温散并行，使寒邪得去，痰饮得消，药到病除，诸症日减。

（4）冠心病

张某，男，67岁，干部，有冠心病史 5 年。嗜食肥甘，形体肥胖，血脂升高，此次因反复胸闷 5 年，伴心前区疼痛半月于 2001 年 10 月住院，经静脉滴注能量合剂、丹参注射液及含化硝酸甘油等治疗，心电图检查提示 ST 段下移好转。患者心前区疼痛虽有所缓解，但仍感胸闷、倦乏、纳差、晨起咯痰，查舌苔白腻、舌边有瘀点、脉沉弦。根据舌、脉、症，诊断为胸痹。系痰浊内盛，心脉瘀阻之候。投以瓜蒌薤白半夏汤加减。瓜蒌 20g，薤白 15g，枳实 10g，厚朴 10g，法夏 15g，川芎 30g，桔梗 15g，红花 15g，蜈蚣 2 条，甘草 10g。连服 4 剂，诸症缓解。

按：冠状动脉粥样硬化性心脏病是当今社会对人类健康威胁极大的一种常见疾病。本病多见于中、老年人。归因于肾气渐衰，肾阳虚衰，不能鼓舞五脏之阳，导致心气不足或心阳不振；肾阴亏虚，不能滋养五脏之阴，引起心阴内耗，阴损及阳，心阳不振，最终使气血运行不畅而心脉瘀阻。或素体阳虚，胸阳不足，阴寒之邪乘虚侵袭，寒凝气滞血瘀，痹阻胸阳。或因饮食不节，损伤脾胃，失于健运，聚湿生痰，痰阻脉络，气血瘀滞而胸阳失展。或因七情内伤，气滞痰阻，气血瘀滞而心脉痹阻。本病为本虚标实证，以心、脾、肾虚为本，以血瘀、痰阻、气滞为标。临床上根据患者不同体质、不同病机，灵活化裁处方。本例患者嗜食肥甘，形体肥胖，血脂升高，伴胸闷、倦乏、纳差、晨起咯痰，舌苔白腻、舌边有瘀点、脉沉弦。系痰浊内盛，心脉痹阻之候。投以瓜蒌薤白半夏汤加减以祛痰利气，活血通痹。方中枳实破结下气、消痞除满；薤白辛温通阳，宽胸理气。半夏祛痰散结，再配以瓜蒌涤痰化结，厚朴下气除满则全方祛痰下气、散结除满之力益彰。诸药合用，使胸阳振，痰浊除，阴寒去，气机宣，胸痹诸症可除。痰去瘀除，心脉畅通，通则不痛，气机条畅则胸闷、心痛之症可除。

（5）甲亢危象

陈某，女，26岁，因患甲亢1年，间断服用他巴唑治疗，2周前感冒后咳嗽，未经服药，咳嗽逐渐加重，并出现发热、咯黄痰、气急、高热无畏寒、心烦心慌、大汗出、口渴欲饮冷、易激动、脉洪数。诊断为甲亢危象，为气分热盛之候，投以白虎汤，并配合西医抢救措施积极治疗。具体方药为：石膏60g，知母20g，粳米20g，甘草10g。3天后患者体温下降，心率趋缓，肺部炎症明显控制。

按： 甲亢危象是甲亢的一个严重并发症，病死率高。通常认为甲亢系先天禀赋不足，素体阴血亏虚，或脾虚痰郁，或七情所伤，气郁化火所致。治疗上常常予以滋阴养心，益气安神，或疏肝解郁，健脾化痰或软坚散结等。此例患者因甲亢未经正规治疗，加之肺部感染诱发甲亢危象。症见大汗、大脉、大渴，且年轻体实，辨证为白虎汤证，大胆投以大剂白虎汤。白虎汤为《伤寒论》方，主治阳明气分热盛。邪从内张，里热正盛，可见壮热不恶寒。热灼津伤，乃见烦渴引饮。热蒸外越，故热汗自出。热盛于内故见脉洪大有力或滑数。本方用石膏为君，取其辛甘大寒，以制阳明内盛之热。以知母苦寒质润为臣，一以助石膏清肺胃之热，一以借苦寒润燥以滋阴。用甘草、粳米，既能益胃护津，又可防止大寒伤中之偏，共为佐使。诸药合用，正如柯琴所言："煮汤入胃，输脾归肺，水精四布，大烦大渴可除矣。"临证使用，凡见体质属实，不恶寒反恶热，症见大渴、大汗、脉大者均可使用，常收意想不到之功。通方辛凉清热、润燥生津，则大汗、大渴、大热可解，诸症得以控制。

（谢席胜）

三、医话

1. 小柴胡汤的运用

冯老师崇尚仲景学说，精研其证治规律，尤以注重实践，讲求疗效，法活机圆为其特色，认为仲景学说之所以能永保其无限的生命力，就在于它能卓有成效地指导临床实践。《伤寒论》中所用之方被后世誉为经方，是经过历代医家无数次医疗实践反复验证，在临床中确有疗效之方。冯老师认为，纵观全部经方，当以小柴胡汤适应范围最广，而运用之妙，在乎一心。

在他的临床生涯中，除了遵循传统用小柴胡汤治疗少阳正证、变证等适应证外，还匠心独运，别开生面，广泛而卓有成效地运用于虚人感冒、产后郁冒、咳嗽、淋证、发热、胸痹、梅核气等病，屡获良效，积累了丰富的经验。

他认为少阳三焦是水火气机的通道，能量代谢的场所，水液代谢的通道。少阳气机条达在外可调太阳，在里可调阳明，因此，少阳主枢，少阳疏泄正常，对五脏六腑的新陈代谢，具有促进和调控作用，对情志也具有条畅作用。因此，少阳所关乎的是全身脏腑精神情志的正常功能的发挥，小柴胡汤加减运用可治疗全身多器官多系统疾病。

（1）用于虚人感冒

体虚之人，卫外不固，外邪侵袭，可直达腠理，腠理为半表半里之处，为少阳所主。《伤寒论》97 条言"血弱气尽，腠理开，邪气因入，与正气相搏"。冯老师认为，该条不仅仅是少阳病之病因病机，乃总论虚人外感之病因病机。若纯用发汗，恐耗散虚人之气血阴阳，虚其虚也。方中柴胡、黄芩、半夏旋转少阳枢机以达太阳之气，人参、大枣、甘草、生姜帮助中焦脾土以领邪外出，于稳妥平和之中，大具扶正祛邪之力。我曾有顾忌，柴胡升阳发散有劫阴之弊，半夏性燥，黄芩苦寒，其用于虚人感冒就没有顾忌吗？师言，复方之作用，就是互相牵制，取长补短，而不是单味药作用的相加。虚人感冒中柴胡用量宜小，以 10g 左右为宜，况有人参之甘温，甘草、大枣甘缓相伍，足可以避免其温燥苦寒之偏性。冯老师在临床上常用小柴胡加玉屏风散治疗气虚外感，小柴胡加参脉饮治疗气阴两虚外感，用小柴胡加四物汤治疗血虚外感，用小柴胡去黄芩合桂枝加附子汤治疗阳虚外感。

　　病例一：张某，女，56岁，因反复恶寒低热1个月就诊，诊见阵作恶寒，每日午后低热，体温波动于37.5℃左右，倦怠乏力，面色萎黄，头晕心难，稍有咳嗽，血常规无异常，患者曾在外院静脉注射抗生素3天（具体用药不详），症状未见缓解，又服用布洛芬等解热镇痛药，依然无效，故来冯老师处就诊。舌质淡红，苔薄腻，脉浮细缓。师言：该患者外邪未解，正气已虚，正邪交争，胶着不解，故见恶寒发热持续。治疗应扶正解表，益气祛邪。方用小柴胡合玉屏风散加味：柴胡20g，黄芩10g，法半夏10g，党参20g，大枣15g，生姜5g，炙甘草10g，黄芪20g，防风10g，白术10g，苍术10g，茯苓15g。每日1剂，连服3剂。患者恶寒发热消失，精神好转，后以香砂六君汤调理脾胃痊愈。

　　（2）治疗久咳

　　外邪犯肺，肺气不宣则为咳。日久不愈，表邪易由太阳而入，少阳受邪，枢机不利，三焦气化失常，水液代谢障碍则生饮生痰，水饮痰浊上犯于肺更加重咳嗽。另一方面，少阳受邪，郁久最易化火，三焦郁火弥漫肺胃，肺气受损，宣降失常亦咳。裴正学在《血证论评释》中说："小柴胡能通水津，散郁火，升清降浊，左宜右有，加减合法，则曲尽其妙。"临床上，冯老师善用小柴胡加三拗汤治疗风寒久咳，用小柴胡加苓甘五味姜辛半夏汤治疗寒痰咳喘，用小柴胡加麻杏石甘汤治疗痰热咳嗽。

　　病例二：魏某，男，71岁，3个月前因受凉后感冒咳嗽，曾在外院行胸片检查双肺正常，间断静脉注射头孢哌酮等10天，咳嗽有所缓解，但早晚仍然阵作咳嗽，咯出白色泡沫清稀痰，并伴有胸闷，气喘，稍有恶寒，精神倦怠，纳食正常。冯老师接诊后考虑老年久咳，又经抗生素治疗，肺气亏虚，无力祛邪，导致风寒痰湿留滞气分，肺气壅滞。治疗应扶正祛邪，温阳益气，化痰平喘。以小柴胡加苓甘五味姜辛汤治疗：柴胡6g，黄芩6g，法半夏10g，党参20g，生姜10g，茯苓15g，干姜10g，五味子6g，细辛6g，两日1剂。2剂后，痰量明显减少，胸闷气喘消除。守方继服5剂，诸症均除。

　　（3）治疗发热

　　冯老师认为，发热是人体在内外致热原的作用下引起的一种调节性的体温升高，太阳表邪未解，邪传少阳，正邪相争，邪胜则恶寒，正胜则发热，这种发热既可以是高热，也可以是低热，但其特征是寒热往来。即发热和恶寒同时存在，但发热时不恶寒，恶寒时不发热。冯老师指出，只要抓住了以上特征，均可用小柴胡汤退热。因小柴胡汤能清能散，辛开苦降，宣通内外之功。方中柴胡解经热，黄芩清腑热，半夏、生姜辛散可疏通气郁助柴胡以解热，且有化痰、去水、和胃降逆止呕之功。人参、大枣、甘草助少阳之气以祛邪，补太阴脾气以防止少阳之邪内传太阴。总之，本方有疏利三焦，调和脾胃，宣通内外，畅达气机之作用。气机畅达则邪从汗解，即所谓"上焦得通，津液得下，胃气因和，身濈然汗出而解"之意。冯老师曾治疗多例在西医院用遍抗生素仍然发热持续数十日不退的患者，经用小柴胡汤加减均热退身凉痊愈。师言柴胡退热量要大，在 30～60g，若是疏肝 15g，若是升阳 6g 足已。

此外，冯老师还用于治疗急慢性咽炎、泌尿生殖道感染、乙型肝炎、胃肠功能紊乱、抑郁证、失眠、月经失调、带状疱疹、骨关节炎等。小柴胡汤的运用虽然广泛，但其取著效的前提条件是方证相应，有是证用是方。其方证是《伤寒论》中少阳病提纲："口苦，咽干，目眩"以及96条"往来寒热，胸胁苦满，嘿嘿不欲饮食，心烦喜呕"。又据101条"伤寒中风，有柴胡证，但见一证便是，不必悉具"。冯老师指出，小柴胡汤的7条主症，只要具备其中之一便可用。小柴胡汤能和解表里，调和阴阳，疏利肝胆，调节气机，为扶正祛邪之总方。现代药理研究表明，该方具有明显的解热镇痛、保肝利肝、抗过敏、调节免疫、抗感染等作用。这就意味着该方不仅可用于发热性疾病，还可广泛应用于内、外、妇、儿、五官诸科的多种疾病治疗。

2. 当归四逆汤的临床运用

冯老师认为，人体阴精、阴血、阳气运行周身，在外温养四肢末梢，在里温养五脏六腑，阴精阳气运行周身，如环无端，就叫阴阳气相顺接。若阴精阳气的不足或病理产物的阻滞，或气机疏泄的失调，均可导致阳气阴精不能外达手足，即阴阳气不相顺接，发生厥证。当归四逆散是《伤寒论》厥阴病篇方，主治阳气不足而又阴血亏虚，手足失温失养而致的四肢厥冷之证。351条云："手足厥寒，脉细欲绝者，当归四逆汤主之。"四肢为诸阳之本，阳气不足，四末失其温养，故手足厥寒、脉细欲绝，血虚而又经脉受寒，血脉不利之故。正如成无己云"手足厥寒者，阳气外虚，不温四末，脉细欲绝者，阴血内弱，脉行不利"，故以当归四逆汤温经散寒、养血通脉。冯老师说，当归四逆汤应抓住三个特点：一是血虚，二是畏寒，三是疼痛。只要认准三个主症，其在临床的运用也十分广泛。

（1）用于糖尿病周围神经病变

糖尿病周围神经病变是在糖尿病的基础上发展而来。其病机的演变，初为阴虚燥热，渐为气阴两伤，病程日久，气虚无以推动血脉运行而成瘀。另一方面，阴虚无以行周亦为瘀。气虚不化津，津停而生痰，燥热灼津，液缩痰凝，痰瘀互结。久病伤阳，阳气不布，温煦不足，经脉失养，为本虚标实之候。其病理改变以痰瘀为关键，痰瘀形成复又阻碍气血的运行及阳气的敷布。气血不营，阳气不达，经脉的营养温煦进一步下降，虚实互见，病情日重，迁延难愈。当归四逆汤温经散寒，养血通脉，往往可以逐渐缓解诸症。此与糖尿病周围神经病变常出现的肢体麻木、疼痛、畏寒，于夜间及遇寒时加重十分相似。当归四逆汤由桂枝汤去生姜，加当归、细辛、通草而成。方中当归、芍药养血和营；桂枝、细辛温经散寒；炙甘草、大枣补中益气；通草通行血脉。诸药合用，养血散寒，温通经络。实验表明，方中当归、芍药、桂枝均有扩张血管，改善血液循环，增加器官和末梢血管供血。细辛具有抗菌，抗过敏，强心，扩张血管，镇静，镇痛等作用。通草具有利尿，改善微循环，增强机体抗病能力等作用。本方的药理实验研究证实，家兔灌服当归四逆汤后，可使兔耳小血管扩张充血，血管数目明显增多，作用维持时间长久，表明本方具有扩张末梢血管，改善微循环的功效，从而使周围神经组织得到充分的营养供给。用当归四逆汤治疗糖尿病周围神经病变患者的结果显示：患者肢体疼痛、麻木等症状明显减轻，同时反映血流变的多项指标有不同程度的改善，证明当归四逆汤具有较好的临床疗效。临床体会到方中桂枝、细辛、通草必不可少，且用量不必拘泥原方，可适度增加，以求显效。冯老师常于方中加用活血化瘀之品，如丹参、三七、桃仁以及搜风通络之蜈蚣、地龙等以促进疗效。

病例三： 吴某，男，64岁，2型糖尿病史10年，一直服用瑞格列奈、二甲双胍等药，糖化血红蛋白波动于6～8之间，患者拒绝使用胰岛素。血压正常，肝肾功能正常，尿蛋白（－）。近3个月来，患者常感双下肢局部皮肤麻木、疼痛，同时伴有皮肤表面溃疡、足趾端冷等，舌淡红，苔白，脉沉细。冯老师处方：当归四逆散加味。当归20g，桂枝20g，白芍15g，大枣15g，细辛6g，通草10g，丹参 15g，蜈蚣两条，制附片 20g。4 剂后，趾端冷及麻木均有改善，守方加黄芪30g，王不留行 15g。服用 20 剂后，足部皮肤溃疡痊愈，麻木疼痛消失。

（2）治疗颈椎病

颈椎病（神经根型）的临床表现为颈、肩部疼痛，放射至上肢，常伴手指麻木、肢冷、乏力、夜间疼痛加重等，属中医学之"痹证"范畴。生病多为阳气亏损，风寒湿邪乘虚客于血脉，气血凝涩，脉络瘀阻不通所致。冯老师常于当归四逆汤中加温阳益气除湿之药如黄芪、制附子、羌活、鸡血藤、葛根，以及虫类药。

颈椎病（椎动脉型）属中医"眩晕"范畴。发作时，多以眩晕、四肢厥冷、冷汗淋漓为主症，属气血两虚。阳气虚，鼓动无力，脉道不畅，清阳不升，血脉空虚，脑失所养，当归四逆汤具温阳益气、养血通脉之效。临证时，冯老师常于方中加用补肝肾、填精髓之品。他认为颈椎病常有项背强、畏风寒之症，而项背为督脉所过之处，督脉为一身阳脉之所聚，而颈椎骨质的病变多责之于肾，因肾主骨生髓。因此，常于方中加温补肾阳、益气填精之品，如鹿角胶、淫羊藿、肉苁蓉等。

冯老师治疗四肢心腹诸痛，只要属于血虚寒凝者，均喜用当归四逆汤。如冠心病、下肢静脉血栓、雷诺综合征、痛经、慢性隐疹、肩关节周围炎、皮肌炎等。目前实验研究证明，当归四逆汤有扩张血管，改善微循环，降低血液黏稠度，抗凝、抗炎及镇痛等作用。

病例四：张某，女，58 岁，因"右肩背麻木疼痛"1 个月就诊。诊时表情痛苦，述右肩及右上臂麻木疼痛，且畏风寒，夜间加重，但右手抬举不受限，饮食二便如常，曾在我院针灸理疗科治疗十日，症状一度缓解，但不久又复发，症状依然，患者十分痛苦，特来请冯老师诊治。舌淡红，苔薄黄，脉沉细弦紧。冯老师认为，此系肾精亏虚，复外感风寒邪气，导致经络气血壅滞，则肌肤麻木疼痛，以当归四逆散加减治疗。当归 20g，桂枝 20g，芍药 15g，细辛 10g，通草 15g，羌活 15g，路路通 30g，制附片 15g，熟地黄 20g，鹿角霜 20g，鸡血藤 15g，蜈蚣两条。每日 1 剂，药渣煎水熏洗患肢。

3. 治病以气血为本

冯老师治病善调气血，他认为气血是人体生命活动的物质基础，又是脏腑正常生理活动的产物，脏腑发生病变首先影响气血的变化，气血的病变也必然导致脏腑功能的紊乱，气和血相互依存，相互为用，调治气血是治疗疾病，特别是治疗内伤杂病，恢复人体正常机能的基本方法。气是人体生命活动的动力，因此气宜补不宜泻；血在脉管中环周运行不息，为全身各脏腑器官提供营养，因此血宜行不宜滞。气血在生理上互根互用，在病理上相互影响。

（1）气病多虚，重在健脾

冯老师在临床实践中十分重视人体气的充盈，认为气是人体生命活动的动力，应该以充足旺盛为佳。由于气的推动、温煦、防御、固摄、气化等生理功能的特点耗损较大，病理上易出现不足的状态，而气的产生除先天肾精所化外，更多的依赖后天脾胃所化生。正如李杲《脾胃论》所言"水谷入胃，变化精微，行于经，入于脉，水精四布，五经并行"，就表现为营气、卫气、清气、阳气，因此脾胃之气既伤，元气不能充而"诸病之所由生也"。可见，气成为维护人体健康发挥各种生理功能的关键，而脾胃之气又是人体全身之气的源泉，脾胃的运化转输又推动人身精气的升降出入。冯老师善于以健脾益气之法，促进人体脏腑组织功能的恢复。

例：杨某，女，67岁，因结肠癌于1个月前行结肠切除手术。就诊时症见面色萎黄，气短，易出汗，神疲乏力，食欲不振，大便稀溏，每日2~3次，尿频色清，有时心悸眼花，舌质淡，苔薄白，脉濡。冯老师认为气短、自汗为肺气虚之象；神疲乏力、食欲不振、大便稀溏为脾肾气虚，纳运失常之象；尿频色清为肾气虚之象；面色萎黄、心悸眼花为心肝血虚之象。此属虚劳之气血两虚证，以气虚为主。冯老师认为，脾土居中，灌溉四旁，治以健脾益气为主，统领全局。处方：党参30g，黄芪30g，白术15g，茯苓15g，陈皮15g，砂仁10g，山药25g，大枣15g，莲米15g，薏苡仁25g，扁豆25g，当归15g，葛根20g，益智仁15g，枣仁20g，炙甘草5g。方中党参、白术、茯苓、炙甘草益气健脾，大枣、山药、莲米、薏苡仁、扁豆健脾渗湿以实大便，砂仁、陈皮理气醒脾，黄芪补气益肺，当归补肝血，枣仁养心，益智仁补肾缩小便。6剂后，患者精神、面色转佳，各症明显好转。

（2）血病多瘀，重在疏肝

人体之血循经运行不息，环流全身，周而复始，为全身各脏腑组织器官提供必需的营养，以维护人体的正常功能。血液运行一刻也不能停滞，冯老师在其先师"血贵在运""血病多瘀，治血以活为要旨"的基础上，又强调肝的储藏疏泄功能在活血治疗中的重要意义。其一，肝主藏血，即肝有储藏血液和调节血量的生理功能。其二，肝主疏泄，是条畅气机，推动血液运行的重要环节。因此，冯老师治疗血瘀之证，每加用疏肝行气之品，以助活血祛瘀之力。

例：李某，女，51岁，胃脘刺痛，固定不移，常因情志不疏而加重，矢气嗳气可稍缓解，舌质紫暗，苔白腻，脉濡涩。辨证为胃络痛，肝气犯胃，气滞血瘀之证。方用柴胡疏肝散加味，疏肝行气，活血化瘀止痛。柴胡10g，白芍20g，枳壳10g，川芎15g，青皮10g，香附子15g，麦芽25g，木香10g，砂仁10g，丹参15g，元胡15g，羌活鱼6g，三七粉5g，甘草5g。方用四逆散疏肝理脾，配香附子、麦芽、青皮以助疏肝行气之力，木香、砂仁理气和胃，伍以丹参、川芎、元胡、羌活鱼、三七粉活血化瘀，行气止痛之品。2剂后，疼痛大减，守方连服6剂，诸症除。

（3）血若妄行，重在清心

心主血脉，心气充盈，血液才能在脉内正常运行，气的有余或不足均能导致脉络损伤或血热妄行，或气不摄血，引起血不循经，溢出脉外而形成血证。冯老师认为，血证虽然与脾、胃、肝、肺、肾诸脏腑功能失调有关，但因心主血脉，与心脏的功能正常与否关系最为密切。《景岳全书》将血证的病机总结为"火盛"及"气伤"两大类。冯老师依据其数十年的临床经验认为此病以"火盛"所致者最多，所以在治疗上认为"血若妄行，重在清心"。

例：张某，女，49岁。咯痰、痰中带血20天，血时多时少，无咳嗽，无咽痛，无寒颤发热，无胸痛胸闷，感心烦口渴，尿黄赤，舌质红，苔薄黄，脉滑。冯老师诊为咯血。如唐容川《血证论》所言："咯血者，痰中带血丝也。"辨证为心经火旺，迫血妄行。治疗以导赤散加味清心泻火，以达凉血止血之目的。处方：生地25g，川木通15g，甘草5g，竹叶10g，黄连10g，桑白皮20g，地骨皮12g，丹皮15g，赤芍25g，仙鹤草30g，茜草根12g。方中生地、川木通、甘草、竹叶四味凉血滋阴，清心泻热；黄连以加强泻火之力；桑白皮、地骨皮清肺热；丹皮、赤芍、茜草根凉血止血；仙鹤草收敛止血。2剂后，患者痊愈。咯血于上，导赤于下，咯血而用导赤散，亦寓上病下治之意。

（4）气血久亏，重在补肾

冯老师认为肾为先天之本，对于人体各种生理机能起着非常重要的作用，肾中精气对五脏有滋养、温煦的作用。反之，五脏的功能异常，日久必累及肾脏，耗损肾中精气而导致"穷必及肾"。由于精血同源，精和血之间存在相互资生和转化的关系。气血久亏，必耗损肾中精气，肾精亏损，则髓不足，髓虚则精血难以复生。冯老师认为，气血久亏的患者出现肾虚症状者固然应该注重填精补髓以化血，但目前尚未出现肾虚症状。而气血久虚者，也应在补益气血的基础上，适当加入补肾填精之品以资化源。

例：刘某，男，62岁。就诊时诉：头昏，乏力，健忘，自汗，腰膝酸软，面色萎黄，舌质淡红，苔薄白，脉细略沉。血常规化验：血红蛋白测定值为90g/L。冯老师辨证为气血两虚，初现肾虚之候，治以补血益气填精。处方：黄芪15g，当归20g，熟地20g，川芎10g，白芍15g，鸡血藤25g，菟丝子15g，枣皮15g，鹿角胶10g（烊），炙甘草5g。方中以当归、熟地、川芎、白芍四物养血，黄芪补气，菟丝子、枣皮、鹿角胶填精补髓以资化源。连服26剂，诸症消失，血红蛋白测定值上升为135g/L。

4. 哮喘的辨证思路

冯老师认为，哮喘发作期大抵多实，正如李中梓在《证治汇补》中所云："外油内干非时之感，内有壅塞之气，膈有胶固之痰，三者相合，闭拒气道，搏击有声，发为哮病。"即使是久发虚哮，也往往由于外邪引动伏痰而造成病情的复发或者加重，是虚中有实，而且在临床上，单纯的寒证已不多见，大多有不同程度的寒郁化热，而为寒热错杂之证。缓解期以肺、脾、肾三脏不同程度的损害，尤其是肺脾气虚、脾肾阳虚和肾精亏耗为最常见。而急性期以风痰犯肺，壅阻肺道，气逆而喘为主。宗张景岳"未发时扶正气为主，既发时攻邪气为急"的原则。发作期根据辨证：冷哮者温肺化饮，宣通气机；热哮者清肺化痰，平喘定哮。冯老师常选用射干麻黄汤为基本方治疗寒哮，以定喘汤治疗热哮。在辨寒热的基础上，兼见风痰阻肺者，配三子养亲汤；兼见痰热内壅者，加清金化痰汤；气阴不足而痰黏稠不爽者，合贝母瓜蒌散。若有肝郁化热征象者，加龙胆草、郁金、青黛；若兼痰涎壅盛者，配苍术、陈皮、法半夏。

冯老师认为，哮喘发病的特点为突发性、阵发性和反复性，常因各种诱因而引动内伏痰饮，使肺气上逆而发作，有类似于风"善行而数变"的特性。所以在治疗时，可在辨证药中加入全蝎、地龙、僵蚕等搜风解痉药，常获良效。

冯老师认为哮喘的防治重在缓解期。哮喘的发病原因多由先天不足，肾精亏虚，气不摄纳，肺气不降，气不归根，阴阳不相顺接，不能成功实现阴阳的相互转化，气机升降失调，气逆于上则发为哮喘。因此，肾精之亏虚是哮喘之宿根，而肾虚水泛、痰饮留伏是哮喘痼疾之源。正如《名医杂著·化痰丸论》所言"痰之本，水也，源于肾"，故肾精亏损，肾不纳气，痰饮留伏是哮喘病总的发病机理。而缓解期的治疗以补肾纳气健脾化痰为主，方用苏子降气汤、六君子汤加减化裁。

慢性阻塞性肺疾病以不完全可逆的气流受限为特征，这种气流受限往往呈进行性，通常合并对有害颗粒和气体的异常炎症反应。冯老师认为，中医对此病的认识最早可以追溯至《内经》《金匮要略》等著作中论述咳嗽上气、喘胀、痰饮等相关篇章中。本病的临床表现为咳嗽、咯痰及活动后呼吸困难，故而诊治时应紧扣咳、痰、喘、炎四要点。

《景岳全书》提出咳嗽之要，止唯二证。一曰外感，一曰内伤。慢阻肺病之主症即是咳嗽：急性起病者，多以外感咳嗽为主；而病程绵长者，多以内伤咳嗽多见。前者以杏苏散或小青龙汤加减治疗，后者以麻杏石甘汤或桑菊饮加减。总而言之，病之初起在表证，应以散表邪为主，投辛温或者辛凉之品。

慢阻肺病另一重要病理产物即是痰。李东垣曰："脾为生痰之源，肺为储痰之器，治痰不治脾非其治也。"冯老师在临证时化痰多用燥湿健脾之品，以断生痰之源，喜用苍术二陈汤、三子养亲汤。如有兼见化热之象，则用清金化痰汤或贝母瓜蒌散。若有肝胆郁火犯肺之象，则加龙胆草、青黛；若以脾虚痰湿偏重者，以三仁汤；痰瘀互结者，小陷胸汤合丹参、郁金、佛手之类。咳久气必耗散，于方中加用敛肺之品，如五味子、百部等。

例：刘某，男，76岁。反复咳嗽胸闷胸痛5年，复发一周。诊见咳嗽少痰，胸痛胸闷，活动后气紧、心累明显，恶风寒，口干苦，尿不尽感，尿道略有灼热感，纳呆，脘痞。大便正常，舌质紫暗，苔薄腻黄，脉弦涩。诊为肺胀。病机属肺脾两虚，痰瘀互结。治疗以补肺健脾，行气化瘀，清热利湿。冯老师用玉屏风散合活血化瘀汤加减。黄芪40g，防风10g，白术20g，延胡索20g，红花10g，广木香 15g，三七粉 10g，砂仁 20g，豆蔻 20g，厚朴 20g，香附 20g，佛手 20g，黄柏 20g，金钱草 30g，诃子 5g。3 剂后，患者复诊言胸闷胸痛已明显减轻，气紧、心累也缓解。续守方再服 3 剂，一周后再复诊言已胸不痛，心累大减，仅有尿不适。师言，老年慢性久病者，多兼见肝气不舒，瘀血阻络之象，且气滞血瘀日久会化热，故在行气化瘀的同时还需加用清热利湿之品。

5. 脾胃杂病

（1）辛开苦降，补泻兼治

中医理论认为，食物的消化、吸收、传输、布散是在多个脏腑的共同作用下完成的，而脾胃在其中起着关键作用。脾主运化升清，胃主受纳腐熟，脾气宜升，胃气宜降，脾升胃降是人体气机升降的重要组成部分。冯老师认为脾胃在生理上纳运和谐，升降相因，燥湿相济，相互制约，相反相成，共同完成食物的受纳、腐熟、运化过程。在病理上也势必相互影响，常表现为脾胃同病。胃病多实，脾病多虚；胃病多郁热，脾病多虚寒。既然脾胃常同病，而因脾胃各自特性而产生的虚寒证和实热证也常常会同时存在而表现为寒热虚实错杂证。冯老师善以辛开苦降、补泻兼施之法治疗寒热错杂，虚实夹杂，升降失司，阴阳失调之证。辛味药如干姜、厚朴、半夏，苦味药如黄芩、黄连等配伍，甘补药如党参、黄芪、大枣，一辛一苦，一寒一热，一升一降，一补一泻，使气机条畅，阴阳平衡。冯老师认为辛开苦降，补泻同施法是治疗脾胃病之大法。同时冯老师认为脾胃杂病常病程绵长，久病多瘀，故临床上常配合活血化瘀法予以治疗。

例：何某，女，46 岁。反复中上腹疼痛 1 年，复发 5 天。诊见中上腹胀满，有时痛，食后更甚，胃中灼热感，口干苦，神疲，四肢乏力不温，大便稀溏，舌质红，舌边有瘀点，苔厚略黄，脉濡。既往有黑大便史，曾行胃镜示：糜烂性胃炎，诊为胃络痛。辨证：脾胃失调，寒热虚实错杂，久病兼瘀。治法：辛开苦降，补泻兼治，活血止痛。药用：干姜 6g，法夏 15g，党参 30g，大枣 15g，木香 10g，砂仁 10g，厚朴 15g，大腹皮 15g，黄连 10g，黄芩 15g，丹参 15g，元胡 15g，羌活鱼 6g，麦芽 25g，炙甘草 5g。服 2 剂后腹痛缓解，原方连服 4 剂，诸症除。

（2）燥湿健脾

脾的生理功能为运化，转输水谷精微、津液，其性喜燥恶湿，喜温恶寒，喜升恶降，喜顺恶滞。故冯老师认为脾病常多湿，多寒，多虚，多滞。治疗宜补，宜燥，宜温，宜顺。冯老师对脾胃虚寒，湿困中焦之上腹胀满疼痛、纳呆、困倦、便溏诸症，常用健脾燥湿法治疗。

例：罗某，男，37岁。胃脘痞满胀，有时刺痛8个月，食后更甚。喜温喜按，打嗝，冒酸，纳呆，神疲乏力，面色㿠白，便溏，每日2～3次。诊时舌质淡红、边有齿印，苔白厚腻，脉濡。于半月前行胃镜示：慢性浅表性胃炎。自服中成药无效。冯老师辨证属湿困中焦，脾（胃）虚气滞之证。治以健脾益气，行气燥湿。久病兼瘀，佐以活血止痛。药用：党参25g，白术15g，山药25g，茯苓15g，陈皮10g，法半夏15g，广木香10g，砂仁10g，厚朴10g，大腹皮15g，麦芽25g，山楂15g，乌贼骨15g，丹参25g，元胡15g，炙甘草10g。6剂后，胃脘痞满消除，仅稍胀痛，纳食增加，原方加羌活鱼6g，服8剂后痊愈。

（3）益气升清

冯老师认为，脾胃为后天之本，而脾的升清功能全靠脾气的健旺。因此，脾气宜补不宜泄，宜升不宜降。脾胃久病易导致中气不足，而致运化不力，气机升降失调，表现为脾气下陷的病证。冯老师对脾气下陷失运的病证，常用益气升清健脾法治疗，使清阳能升，脾气健运，则脾胃和调，生化有源。

例：唐某，女，72岁。身倦乏力，纳差1个月，伴食后上腹胀满不适，食欲不振，面色㿠白，少气懒言，大便稀溏含不消化残渣。行胃肠钡餐示：中度胃下垂。舌质淡，苔薄白，脉弦无力。辨证为脾虚气陷，运化失常。治以益气升清，健运和胃。药用：黄芪30g，党参25g，白术15g，当归15g，陈皮10g，升麻10g，柴胡12g，大枣15g，厚朴10g，广木香10g，建曲25g，山楂15g，山药25g，甘草5g。10剂后，身倦乏力改善，纳食增加，上腹胀满感消除，大便正常。

（4）甘淡渗湿

胃主受纳，脾主运化，若脾胃虚弱，则其受纳腐熟水谷和运化水谷精微的功能失职，清浊不分，而致大便溏泄，对这类症候，冯老师常用甘淡渗湿法以健脾渗湿止泄。

例：丘某，女，59岁。食后即泄1年。自述食后即感腹痛，泄下稀溏便，3～4次/日，纳呆消瘦，神疲乏力，胸脘满闷，舌质淡、边有齿印，苔白腻，脉细缓。曾在外院诊为慢性肠炎，自服补脾益肠丸等药，疗效欠佳。冯老师辨证为脾胃虚弱，湿邪中阻。治以健脾益气，渗湿止泄。党参 25g，茯苓 15g，白术 15g，山药 25g，扁豆 25g，莲米 25g，薏苡仁 30g，砂仁 12g，桔梗 10g，葛根 15g，大腹皮 10g，猪苓 15g，甘草 10g。方中以四君平补脾胃之气为主，配以扁豆、薏苡仁、山药之甘淡，莲米之甘涩，辅助白术既可健脾，又能渗湿而止泄，砂仁芳香燥湿醒脾，桔梗上宣肺气以利水湿运行，葛根升发脾胃清阳之气止泄，大腹皮行气止泄，猪苓利水，达"利小便、实大便"之效。6 剂后腹泻减为每日 2～3 次，食欲增加，神疲乏力缓解。原方减猪苓，加肉豆蔻 15g，补骨脂 25g 以增强温补脾肾，涩肠止泻之力。15 剂后大便稍溏，每日 1～2 次。

（5）舒肝理脾和胃

中医认为，脾胃的受纳运化，中焦气机的升降有赖于肝气疏泄，肝的疏泄是促进脾胃的运化功能正常运行的重要条件，是平衡协调脾升胃降的关键。肝的疏泄功能异常，不仅影响脾的升清功能，还影响胃的降浊功能，人过激的情欲常会影响肝的疏泄功能而导致脾胃功能的失调。冯老师常用疏肝理脾和胃法以疏肝之郁，和胃之气，理脾之滞。

例： 崔某，女，50 岁。反复上腹部胀痛 5 年，复发伴嗳气 10 天。5 年前，患者因与家人争吵后出现上腹胀痛，以后每因情志不舒而复发。上腹胀痛进食后加重，嗳气、矢气可稍缓解。1 年前曾行胃镜示：慢性浅表性胃炎。10 天前，因生气旧病复发，就诊时上腹胀痛，打嗝，嗳气，纳呆，口干苦，神疲，舌质红，苔薄黄，舌边有瘀点，脉弦。诊断：胃痛。辨证：肝郁化热，横逆脾胃，中焦气滞之证。治以疏肝理脾和胃，久病常瘀，佐以活血止痛。柴胡 15g，枳实 10g，芍药 25g，木香 10g，砂仁 10g，麦芽 25g，炒川楝 10g，栀子 15g，建曲 25g，山楂 25g，丹参 15g，元胡 15g，甘草 10g。4 剂后，腹胀痛明显减轻，纳食增加。守方再服 10 剂后，诸症除。

（6）养阴益胃

冯老师认为，脾胃同属中土，但其性各异。正如叶天士在《临证指南医案》所云："胃属戊土，脾属己土，阴阳之性有别也……脾宜升则健，胃宜降则和，盖太阴之土，得阳始运，阳明阳土，得阴自安。以脾喜刚燥，胃喜柔润。"因此，冯老师治脾虚常用甘温升发之方，治胃虚常用甘凉濡润之法。临床治胃虚时，常用沙参、山药、玉竹、麦冬、生地等甘凉益胃之品。

例：张某，女，54 岁。纳呆厌食半年，伴有胃脘胀，大便干燥 3~4 天方解，口干夜甚，神疲乏力，舌质嫩红，苔少，脉沉细。前医以增液承气汤加减治疗，大便虽通，不久又便秘，余症仍在。冯老师细诊后，依据其舌嫩红、少苔、脉沉细及临床症状辨证为胃阴亏损，气阴两伤兼气滞之证，治以养阴益胃。药用：西洋参 20g，生地 25g，麦冬 20g，北沙参 25g，花粉 30g，玉竹 15g，玄参 25g，大枣 15g，白术 50g，广木香 10g，枳实 10g，加冰糖同煎，12 剂后，诸症悉除。

（李传芬）

四、常用独特方剂及药物

1. 应用理中汤验案举隅

理中汤又名人参汤，是张仲景《伤寒杂病论》中著名的方剂之一，由人参、干姜、白术、炙甘草组成。脾居中州，依赖脾阳的运化功能而升清降浊，运化水谷精微而为后天之本。若中阳虚衰，脾阳不运，则寒湿不化，升降不利，即形成了太阴之病。太阴之病的症状表现为：腹泻，腹胀，时腹自痛，不欲饮食，脉沉迟无力，舌淡苔白。理中汤方中以辛热之干姜为君，温中焦脾胃而祛里寒；人参大补元气，助运化而正升降，为臣药，补气益脾；白术健脾燥湿，炙甘草益气和中补土。诸药配合，中焦之寒得辛热而去，中焦之虚得甘温而复，清阳升而浊阴降，运化健而中焦治，故曰"理中"。《伤寒论章句》谓该方："温补中土之第一方也。"由于该方方义明确，用药简便，药效精到，效验颇佳，对后世医家有很大的影响，医者多有研究。理中汤是冯老师临证常用的方剂之一，现将冯老师对理中汤使用的体会及验案总结如下。

（1）使用理中汤的体会

冯老师总结说，张仲景论理中汤有五处记载。《伤寒论》368 条："霍乱……寒多不用水者，理中丸主之。" 396 条："太阳病瘥后，喜唾，久不了了，胸上有寒，当以丸药温之，宜理中丸。"另见《伤寒论》159 条、277 条。《金匮要略·胸痹心痛短气病脉证治》："胸痹，心中痞气，气结在胸，胸满，胁下逆抢心……人参汤亦主之。"辨证当以"太阴之为病，腹满而吐，食不下，自利益甚，时腹自痛"（《伤寒论》273 条）及"自利不渴者，属太阴，以其脏有寒故也"（《伤寒论》

277 条）为依据。

脾胃位居中州，属土，为后天之本，是气血生化之源，脾为阴土，其性湿而主升；胃为阳土，其性燥而主降，二者均靠阳气为动力，才能运化腐熟，升清降浊，生化不息。若饮食不节，过食生冷，损伤脾胃阳气，或大病久病，中阳素虚，又易招致寒邪直中，或阴寒之邪内生，致使脾胃运化失常，升降失司，或生痰积饮，或寒湿留滞，或气滞寒凝，或后天失调，血失其统……诸病丛生。这组太阴虚寒病的特点为多虚、多湿、多寒，辨证要点为吐利、冷痛、舌淡苔白或白滑、脉沉迟。凡具有以上特点及舌脉，辨证系中焦虚寒者，非温补不能奏效，冯老师认为均可用温中之法治疗，可选用理中汤加减化裁。具体临证使用，冯老师常引张仲景所云："观其脉证，知犯何逆，随证治之。"

患者太阴虚寒比较轻者，冯老师常用理中丸缓缓图之；若病变比较重，可用理中汤治疗，若一时药物不能熬好，可先予丸剂再服汤剂。服用本方，冯老师一贯遵循张仲景原书中的要求，即服理中汤后，要经一食顷的时间，须饮热稀粥一升许，避寒保温，勿揭衣被，以使患者自觉温暖，但不能因温暖而减衣揭被。服用本方后，感觉腹中温暖，冯老师认为系药物见效的表现，如果没有此反应，在确认辨证正确前提下，可以增加剂量或改丸剂为汤剂服用。

（2）验案举隅

①突然腹痛难忍案

患者，男，67 岁。胃大部切除术后多年，长期纳差，精神不济，常因饮食不慎即胃痛，常年服用香砂养胃丸等治疗。时正逢暑天，暑热难耐，遂吃冰冻西瓜一大块，吃后不久即腹痛难忍，伴腹胀，神疲乏力，四肢不温，舌淡边有齿印，苔白滑，脉沉细。到医院急诊，肌注 654-2 后无缓解，并出现呕吐清水，腹痛、腹胀更甚。延请冯老师诊治。冯老师认为患者素体脾虚，加之恣食生冷，伤及脾胃，中焦虚寒，运化无力。"脾应大腹""脏寒生满病"，《素问·至真要大论》云："诸湿肿满，皆属于脾。"故此患者腹痛系脾阳受抑，气机不通，四肢不温，一派寒象，非感外寒，而是太阴脾虚的虚寒之证。患者腹痛、腹胀、神疲乏力、四肢不温是为脾阳虚弱，失于健运，水湿不化，停滞为患之候。予以理中丸研细末，开水调服，服后感腹中温热、疼痛大减，再急熬理中汤热服之，腹痛完全缓解。《伤寒真诚奇话》谓："参、草、甘以和阴，姜、术、辛以和阳，辛甘相辅以处中，上交于阳，下交于阴，阴阳和顺，则百病愈矣。""理中者，理中焦也。"本案因药方切中病机，故疾病豁然化解。

②口腔溃疡案

患者，女，35 岁。常年作息不规律，工作压力大，口腔溃疡时发，每发一次，多日难以痊愈。近日吃冰淇淋后再次复发。察看口腔黏膜溃疡处色淡红，无明显渗出物，充血水肿不明显，患处微痛；视其精神萎靡，怕冷，面色㿠白，口臭明显，食欲不振，大便溏，舌淡边有齿印、苔白滑。

口腔溃疡属中医学之"口糜"范畴。复发性口腔溃疡是以口腔溃疡黏膜反复出现溃疡为主要临床表现，会影响患者日常生活和工作。本例患者常年作息不规律，工作压力大，思虑伤脾，脾土不健，日久脾阳不振，故中焦虚寒，又贪吃冷饮，更伤脾阳。经云"中焦如沤"，所谓"沤"是指水谷浸泡在此进行腐熟，然后化其精微，清气上升，浊气下降。而腐熟水谷全赖中焦阳气的推动，如中阳虚损不能充分腐熟水谷，阳不化气，阴不成形，秽浊之气上逆而出，则可见口臭；水湿之气郁遏而生溃疡。怕冷、面白、便溏、舌淡边有齿印、苔白滑均印证系中阳不运之候。冯老师辨证属脾胃虚寒，湿阻中焦。治以温中健脾，散寒除湿。以理中汤加味治疗，一日 1 剂，服用 4 剂溃疡愈合，后继续服用理中丸一月余，口腔溃疡未再复发。

③流涎案

患者，女，55 岁。因肺炎住院输用抗生素 3 周，肺炎痊愈，但逐渐出现口腔分泌物增多，尤其夜间明显。清晨起可见口水流湿被角一片，有异味，十分烦恼，遂来请中医治疗。主要有如下情况：肢软乏力，面色不华，纳少，多吃即作呕，大便稀溏，小便清长，四肢不温，口腔分泌物多，夜间尤甚，舌淡，苔白，脉滑。冯老师诊断为流涎，系脾阳亏虚，津液不化，投以理中汤，一日 1 剂，九日后流涎基本控制，再服半月理中丸而愈。

流涎是指口腔唾液吞咽失败、潴留或分泌过多。中医认为，脾主肌肉开窍于口，流涎一症当责之于脾。患者肺炎后体虚，加之长时间、大剂量输用抗生素，伤及脾阳，脾阳虚，津液不化，故流涎；脾虚运化失常，故纳少、多吃即作呕、便溏。运化失常，气血化生无源，五脏六腑和四肢百骸得不到濡养，故肢软乏力、面色不华。总的病机系脾阳不足，运化失司，以温运中焦之理中汤与之，正合病机，故得到明显疗效。

④呃逆案

患者，女，56岁。诊断为系统性红斑狼疮12年，长期服用激素治疗。此次因咳嗽，痰多，气紧，解黑大便而住院，西医诊断为系统性红斑狼疮、肺部感染、消化道出血、狼疮肾炎、尿毒症，给予抗感染、撤退激素、透析等治疗。患者在上述综合治疗后，咳嗽、痰多、气紧、解黑大便等症明显被控制，但出现纳差、呃逆连连、呃声沉缓有力、胃脘不舒、得热则减、得寒则甚、精神不振、怕冷、手足不温、舌淡胖润、脉滑。给以解痉、缓解膈肌痉挛、针灸等治疗无效。冯老师诊断为呃逆，系脾阳亏虚，胃气上逆，投以理中汤合丁香柿蒂汤，一日2剂，每日6次，服药一日余，呃逆停止。

呃逆即打嗝，指气从胃中上逆，喉间频频作声，声音急而短促，多因进食吞咽仓促、受凉或精神刺激等因素，引起膈肌暂时性痉挛而产生，属于中医"胃气上逆"之候。呃逆频繁或持续24小时以上，称为难治性呃逆。本案患者既往长期服糖皮质激素，因肺部重症感染加上上消化道出血而突然停止，机体出现糖皮质激素不足的一派虚寒症状。脾阳不足，中焦虚寒，胃气上逆，故出现呃逆。冯老师给予大剂量理中汤合丁香柿蒂汤，浓煎频服，温运中土，降逆止呃逆，收到了良好的治疗效果。

⑤糖尿病便秘案

患者，男，67岁。患糖尿病有15年，近3年一直被便秘困扰，长期服用大黄粉、番泻叶等治疗便秘。此次大便四日未解，服用番泻叶、麻子仁丸、乳果糖等仍不解便，遂来看中医。述大便每次艰涩，排出困难，小便清长，腹胀，喜热食，面色㿠白，四肢不温，舌淡，苔白腻，脉沉迟。冯老师诊断为便秘（冷秘），系脾阳受损，脾胃不运，肠失动力，投以理中汤加大白术剂量至60g，并加枳壳20g，一日1剂，服药2日，大便顺利排出，腹胀大减。

冷秘属于虚秘的一种。本案系长期服用苦寒药物，伐伤阳气，中阳受损，脾胃枢纽转运乏力，致使肠动力不足，蠕动减慢，而成便秘。《金匮要略·腹满寒疝宿食病脉证治第十》："趺阳脉微弦，法当腹满，不满者必便难，两胠疼痛，此虚寒从下上也，当以温药服之。"故冯老师予以理中丸使中焦之虚得甘温以补，清阳升而浊阴降。《本草求真》曰："白术富有膏脂，故苦温能燥，亦能滋润津液……"清代陈修园在《神农本草经读》中也记载："白术之功在燥，而所以妙处在于多脂。"白术用于便秘，但用量须大，此处冯老师用到60g。患者腹胀明显，加用枳实补中行滞又有降中寓升之妙，大增健脾助运之功，故两日后大便秘结缓解。

⑥眩晕案

患者，女，45岁。以反复劳累后头晕发作1年加重1天为主诉就诊。视物旋转、恶心呕吐，呕吐痰涎，目不能睁，胸闷脘痞，纳差，腰膝酸软，四肢不温，大便溏泄，小便正常，面色㿠白，苔浊腻，脉滑。每次发作，服用眩晕停等治疗。因疗效不稳定，故此次发作来看中医。冯老师辨证为脾胃阳虚，痰饮上犯。治以健补中焦，温化痰饮。以理中汤合半夏白术天麻汤加减，重用茯苓，并加泽泻。一日1剂。服药5剂眩晕止，继续服用7剂未再复发。

脾胃为坤土，厚德载物。五脏六腑、四肢百骸皆禀气于脾胃，而行使各自之功能。脾胃虚弱，不能化五谷之精微，濡养于上，清窍失养，发为脑晕。脾主四肢肌肉，脾病阳虚则膝软无力；脾之升降转输功能失常，中焦郁满，气化不通于上则胸闷。脾阳虚，津液不化，变生痰饮，上扰清窍则头晕；痰湿中阻，脾胃不和，则纳差、呕吐痰涎。"病痰饮者，当以温药和之"，故以理中汤健运脾阳，温补中焦，杜其生痰之源。《金匮要略》有"心下有痰饮，胸胁支满目眩"。《丹溪心法·头眩》中强调"无痰不作眩"，故加用半夏白术天麻汤燥湿化痰，健脾和胃。冯老师此案重用茯苓，因茯苓气味淡，善理脾胃，《慎柔五书》谓"其性能化胃中痰饮为水液，引之输于脾而达于肺，复下循三焦水道以归膀胱，为渗湿利痰之主药"。所加泽泻与方中白术相配，即《金匮要略》泽泻汤，善治"其人苦冒眩也"。全方共奏温中化饮，息风止眩之功，故服药后一年多疾病得以康复。

⑦失眠案

患者，男，72岁。诊断为抑郁症伴失眠2年余，长期服抗抑郁药物及安眠药物治疗。近一周几乎彻夜不眠，面白无华，腹冷不适，舌淡边有齿印，苔薄白，脉细迟。冯老师查看后诊断为不寐（阳虚失养，心神被扰）。治宜温阳补心，安神定志。方用理中汤加磁石、龙齿、枣仁。服药20余剂好转。

本案系失眠，中医诊断为不寐，为一种常见病，此类患者往往伴发有焦虑、紧张等。中医认为不寐的病位在心，系心神被扰之候。病机因于心神被扰、阳不入阴。临床不寐常见病因有邪热、痰浊、瘀血等。本例患者的不寐，伴面白无华、腹冷不适、舌淡边有齿印、苔薄白、脉细迟，冯老师认为系阳虚于内，心神被扰。《内经》云：天有昼夜，人有起卧。日出为昼，日入为夜，人有寤寐与天应之。阳气出为寤，阳气入为寐。太阴为开，开者阳气入里以温煦脏腑，以休养生息，则人可寐。若太阴开机不利，不纳阳气归藏，游走于外，则脏腑失养，神无所藏，故人患不寐。"阳气者，烦劳则张"，道出了阳虚失眠的病机所在，即所谓的"虚性亢奋"状态。冯老师给予"温潜法"，即以温阳为主，佐以重镇、养心等药。故用理中汤伍磁石、龙齿、枣仁等药，合方共有温阳纳气、补益心脾之效。

（汪明 谢席胜）

2. 应用当归四逆汤验案举隅

当归四逆汤始见于张仲景的《伤寒论》，含当归 12g，桂枝 9g，芍药 9g，细辛 3g，通草 6g，大枣 8 枚，炙甘草 6g。七味中药，是以桂枝汤去生姜，倍大枣，加当归、通草、细辛而成。《伤寒论·辨厥阴病脉证并治方》351 条云："手足厥寒，脉细欲绝者，当归四逆汤主之。"故本方主治营血虚弱，寒凝经脉，血行不利之症。其功用为温经散寒，养血通脉。盖因患者正气先虚，阴血内虚，腠理不密，复血脉受寒，寒邪凝滞，血行不利，阳气不能达于四肢末端，营血不能充盈血脉，遂呈手足厥寒、脉细欲绝。《金镜内台方议》卷 7 言："阴血内虚则不能荣于脉，阳气外虚则不能温于四末，故手足厥寒、脉细欲绝也。故用当归为君，以补血；以芍药为臣，辅之而养营气；以桂枝、细辛之苦，以散寒温气为佐；以大枣、甘草之甘为使，而益其中，补其不足；以通草之淡，而通行其脉道与厥也。"此方虽出世年久，历经岁月，但由于组方严谨、配伍精当、功效卓著，故临床至今仍被广泛应用。本方也是冯老师临证所常用的经方之一。冯老师认为，凡属气血亏虚、寒客经脉为患的疾病，只要把握病机，均可使用本方化裁。今将冯老师应用当归四逆汤的几个验案总结报道如下。

（1）治疗雷诺现象

患者，女，38 岁。因诊断类风湿关节炎 3 年，伴双手冷痛麻木 2 月就诊。其双手麻木冷痛，且手指尖变紫暗，遇冷加重，需用热水浸泡后方可缓解疼痛。见其面色不华，精神萎靡，双手指末端紫暗发凉，唇淡舌淡边有紫点，苔白微腻，脉沉紧。冯老师认为此患者属血虚于内，外感寒湿，阴寒凝滞血脉。故治宜养血温经，散寒通脉，化湿活血。以当归四逆汤加减：当归15g，鸡血藤30g，桂枝10g，芍药10g，细辛6g，桃仁10g，红花10g，薏苡仁10g，羌活10g，大枣8枚，炙甘草6g。连用2个月，上述症状明显好转。

雷诺现象属于中医学的"寒厥"范畴，是风湿免疫性疾病常伴有的一个症状，系肢端小动脉痉挛性缺血所致。多见于女性，遇冷加重。本例患者类风湿关节炎日久，面色不华，精神不振，唇淡舌白为血虚于内，体虚又遇风寒夹湿，经脉瘀滞，故见双手冷痛、麻木、遇冷加重。本例药用当归、鸡血藤养血补虚，桂枝、细辛、羌活散寒除湿通脉，薏苡仁、甘草、大枣健脾除湿养营，白芍挛急止痛，桃仁、红花、鸡血藤、当归活血化瘀。因恰对其证，故收到良好的治疗效果。

（2）治疗下肢动脉硬化病变致水肿

患者，男，56岁。长期高脂血症被忽视，半月来双下肢疼痛伴轻度凹陷性水肿，右侧为著，肢痛以夜间为甚，影响睡眠。症见形体肥胖，双下肢从膝关节至脚尖疼痛，双下肢轻度凹陷性水肿，足背动脉搏动减弱，足趾发凉。面色㿠白，舌苔白腻，脉沉细。下肢血管彩超提示下肢动脉粥样斑块形成。冯老师认为证属寒湿阻滞，气血不畅，经脉失养。治宜温经散寒，除湿通脉。方用当归四逆汤加减。当归30g，桂枝20g，白芍20g，细辛10g，薏苡仁30g，茯苓30g，牛膝30g，川芎30g，地龙20g，甘草10g，大枣10g。水煎服，2剂后疼痛逐渐减轻，连服2周，疼痛得止，水肿消退。

本病系长期高脂血症导致下肢动脉粥样斑块形成，引发下肢血流不畅，导致疼痛、水肿。当归四逆汤为温经散寒，养血通脉之代表方。冯老师认为除手足厥寒外，若腰、股、腿、足、肩臂疼痛，口不渴，舌淡苔白，脉沉细或细而欲绝，均可使用此方化裁。此案在原方基础上增强了除湿利湿之品，也增加了针对下肢瘀血阻滞的川芎、牛膝二味，还增加了地龙一味以活血通络，并加重了细辛用量。诸药同用，共奏除湿温通、活血通络之功，故治疗2周就获较好疗效。

（3）治疗长期痛经

患者，女，21岁。因行经腹痛7年就诊。7年前初潮后，每月行经均剧烈下腹疼痛，诊断为"痛经"。每次行经腹痛均需要服用止痛剂治疗。见其面色无华，少气懒言，经期后错，经色淡少有血凝块，经期大便溏泻，舌质淡红苔薄，脉沉细。冯老师辨证为气血亏虚，寒凝胞中。治宜益气养血，温经散寒，通脉止痛。方用当归四逆汤加减。方药：黄芪30g，当归30g，鸡血藤30g，益母草30g，桂枝15g，白芍15g，细辛6g，干姜10g，香附、郁金、青皮各15g，大枣10枚，炙甘草10g。连服三月，多年痛经获痊愈。

痛经，中医又称"行经腹痛"，主要是气血运行不畅所致，即所谓"不通则痛"。本案的气血不畅主要原因是气血亏虚，寒凝胞中。本例药用黄芪、当归、鸡血藤、益母草益气养血；尤其当归，冯老师重用至30g，正如《本草正》所言："当归，其味甘而重，故专能补血，其气轻而辛，故又能行血，补中有动，行中有补，诚血中之气药，亦血中之圣药也。大约佐之以补则补，故能养营养血，补气生精，安五脏，强形体，益神志，凡有形虚损之病，无所不宜。"另，桂枝、干姜、细辛、当归暖宫散寒通脉；白芍、甘草缓解止痛，甘草、大枣益生化之源；加香附、郁金、青皮疏肝理气止痛。标本兼治，效果良好。

（4）治疗冠心病心绞痛

患者，男，61岁。因"心前区疼痛憋闷反复发作半年，加重半天"就诊。既往有"冠心病心肌梗死"病史2年。症见：心前区刺痛、憋闷，气短，面色苍白，口唇指端微绀，手足端发凉，舌质暗淡、边有瘀点，苔白，脉沉细弱。心电图检查：心率87次/分，窦性心律，陈旧性心肌梗死。冯老师辨其证为：气血亏虚，心阳不振，瘀血痹阻。治法：温通心阳，活血通脉。方用当归四逆汤加减。方药：当归20g，桂枝20g，白芍20g，细辛6g，薤白20g，瓜壳15g，桃仁、红花各15g，川芎30g，甘草10g，大枣10g。水煎服，一日1剂。服药一周后，心前区疼痛憋闷基本消除。

"冠心病心绞痛"属中医学"胸痹"范畴。本案主症心前区刺痛、憋闷，气短，面色苍白，口唇指端微绀，手足端发凉，舌质暗淡、边有瘀点，苔白，脉沉细弱。冯老师分析其病理机制主要是心阳不足，寒闭血脉，心脉瘀阻。治疗需温通心阳，散寒开闭，益血活血。故用当归四逆汤温经散寒，养血通脉。另加薤白宣通心阳，瓜壳宽胸利膈，桃仁、红花、川芎活血化瘀。临床疗效满意。

（5）治疗肩关节周围炎

患者，男，61岁。因"左肩部酸冷疼痛2月"就诊。患者2月前睡觉贪凉后出现左肩部酸冷疼痛，疼痛以夜间为甚，晨起活动后减轻，痛甚时前臂及手指麻木沉重。脉细沉，舌质淡，苔薄白。冯老师诊查后，认为其系气血不足，寒客经脉，脉络痹阻。予当归四逆汤加减以温经散寒，养血通脉。处方：当归15g，桂枝15g，白芍15g，细辛6g，桑枝15g，羌活10g，防风10g，甘草10g，大枣10g。水煎服，每日1剂，服半月好转。

肩关节周围炎，是由于肩周的肌肉、肌腱、韧带、滑囊和关节囊等软组织发生的慢性非细菌性炎症。冯老师认为本病系患者年老，气血日趋不足，经络阳气渐衰，贪凉复感风寒湿邪，致肩部经脉不通，气血凝滞，筋肉挛缩而为"肩痹症"。《黄帝内经》云："寒气客于脉外则脉寒，脉寒则缩蜷，缩蜷则脉绌急，绌急则外引小络，故卒然而痛，得炅则痛立止，因重中于寒，则痛久矣。"治当"寒则温之"。故冯老师予以当归四逆汤加减治疗，在原方中加用桑枝、羌活、防风，增强散寒除湿之力，意在温经散寒、养血通脉、胜湿除痹。

（6）治疗糖尿病周围神经病变

患者，女，65岁。因"双下肢麻木刺痛，夜间加重"来诊。查之见其舌质淡黯，苔薄白，舌下络脉迂曲，紫黯，脉细。患者既往有糖尿病病史16年。目前胰岛素治疗控制血糖。其双下肢麻木刺痛一症，西医诊断为糖尿病周围神经病变，予以甲钴胺、硫辛酸等治疗，效果不佳。冯老师诊治后认为，其系消渴日久，阴损及阳，气血不足，复寒邪客犯经脉，致脉络痹阻。故予当归四逆汤加减。处方如下：黄芪30g，葛根30g，当归15g，桂枝15g，白芍15g，细辛6g，川芎30g，牛膝30g，地龙30g，甘草10g，大枣10g。水煎服，每日1剂。服一月余，症状好转。

糖尿病周围神经病变是糖尿病最常见的并发症之一。中医学虽无糖尿病周围神经病变的病名，但冯老师认为可诊断为"消渴"并发"痹证"。故在照顾患者消渴阴虚为本的病机特点，使用了黄芪配葛根益气养阴，再联合当归四逆汤温通温养血脉的同时，还加用了川芎、牛膝、地龙以增强活血化瘀。血脉得通、得养，则下肢麻木刺痛等症得以缓解。

（汪明　谢席胜）

3. 应用五味消毒饮验案举隅

五味消毒饮，亦称"消毒饮"，是传统的中药方剂，最初见载于《医宗金

鉴·外科心法要诀》，其药物组成有：金银花、紫花地丁、蒲公英各 15g，野菊花
12g，紫背天葵 9g。传统煎熬及服用方法为，上药加水 600mL，煎取 200mL，加
黄酒 10mL，热服，盖被汗出为度，药渣可外敷。方中银花清热解毒，消散痈肿；
紫花地丁、蒲公英、野菊花、紫背天葵子清热解毒，凉血消肿散结；少加酒以通
血脉，有利于痈肿疔毒之消散。全方共奏清热解毒、散结消肿之功。过去常用于
治疗疮初起，症见发热恶寒，疮形如粟、坚硬根深、状如铁钉，以及痈疡疖肿、
红肿热痛，舌红苔黄，脉数等。现代常应用于感染性疾病，以及其他原因引起的
急性炎性病变。

　　冯老师在临床喜用本方，凡辨证系火毒内蕴之候，均可使用本方，取其清热
解毒、散结消肿之效。现将冯老师使用本方治疗毒蛇咬伤、肾盂肾炎、丹毒及肛
周脓肿的验案介绍如下。

　　（1）治疗毒蛇咬伤

　　患者，女，56 岁，农民。因毒蛇咬伤左足背部 15 小时就诊。查看见其足背
部有齿痕 2 个，从齿痕口可见有渗血，齿痕口周围有大小不等水疱数十个，局部
皮温高，有瘀斑，整个伤肢肿胀明显，红肿蔓延至大腿根部，疼痛剧烈，触之更
甚，舌红苔黄，脉滑数。中医诊断：毒蛇咬伤。系蛇毒伤及血脉，火毒内攻。对
于此病，冯老师提倡中西医结合治疗。除积极西医处理外，冯老师给予患者泻火
解毒、活血消肿的治疗。内服五味消毒饮，处方如下：银花藤、紫花地丁、蒲公
英各 30g，野菊花 15g，紫背天葵 15g，红藤 30g，大黄 5g，丹参 30g，防己 10g，
山药 30g。局部运用中草药外敷，具体外用药物有七叶一枝花、紫花地丁、半边
莲、芙蓉叶、蚤休、栀子、生大黄、红藤、银花藤、地龙、川芎、牛膝、红花、
丹参、泽兰、三七等，上药共研细末，用适量蜂蜜调成稀糊状，涂于肿胀之处，
保持湿润，视情况 8～12 小时换药 1 次。患者住院 7 天，共服药 10 剂，每天外
敷中药 2 次。经上述治疗后，患者伤肢肿胀消退，伤口逐渐愈合，住院半月后好
转出院。

　　毒蛇咬伤属临床季节性常见疾病，病情较重，延误治疗后可出现严重的并发
症，甚至导致死亡。民间有"治蛇不泄，蛇毒内结；二便不通，蛇毒内攻"之说，
强调治疗毒蛇咬伤应该以解毒、利尿、通便为原则。冯老师的内服处方充分体现
了这一原则；再配合外用药，起到清热、解毒，凉血、活血、通络、消肿、止痛

等作用。内外兼治，疗效显著。

（2）治疗慢性肾盂肾炎急性发作

患者，女，45 岁。有尿路感染反复发作史 3 年，肾功能轻度异常 1 年，突然再次发作尿频、尿急、尿痛，伴发热（体温 38.9℃）、腰痛 4 天。尿检：白细胞 1976/μL，白细胞酯酶（+++）。血常规白细胞及中性粒细胞升高。左肾区叩痛明显。舌红，苔黄腻，脉滑数。因患者青霉素类、头孢类过敏，给予盐酸左氧氟沙星静脉给药。3 天后，上述症状未明显缓解，仍发烧。请冯老师给予会诊。冯老师认为先治用清热解毒、利湿通淋之法，予以五味消毒饮加味。具体方药为：银花 20g，紫花地丁、蒲公英各 30g，野菊花 20g，紫背天葵 15g，车前仁 20g，大黄 5g，瞿麦 30g，白茅根 30g，淡竹叶 15g，甘草 10g，山药 30g。水煎，一日 1 剂。服药 2 剂，体温下降，尿路刺激症状减轻。继服 3 剂，诸症消失，尿常规未见异常。随后以八正散加活血化瘀之川芎、牛膝、红花、泽兰及补肾之山药、菟丝子继续服用 7 剂而愈。

此患者系慢性肾盂肾炎急性发作，属于中医淋证，辨证为肾虚湿热。《诸病源候论》云："诸淋者，皆肾虚而膀胱生热也。"这一病机特点尤为适用于慢性肾盂肾炎患者。肾虚是劳淋反复发作的主要原因。同时，由于湿热屡犯，或湿热留连不解，耗伤肾阴，病初多为肾阴虚兼夹湿热，病久则肾气亦虚。故肾虚有偏肾阴虚与肾气虚之不同。湿热也有微甚之殊，病初则湿热盛，病久则湿热微。虽然普遍用药如此，但冯老师认为慢性肾盂肾炎急性发作时，当力争尽快控制感染，尽快恢复尿路通畅，则预后较好。如果延误治疗，可能导致双侧肾脏受损严重，病情恶化，故在急性发作期给予五味消毒饮清热解毒，加用清利湿热之品控制炎症，后期在清热除湿基础上活血化瘀、补肾扶正。正因为分期而治，用药切中病机，故起到了良好的治疗效果。

（3）治疗丹毒

患者，男，46 岁。因右小腿红肿疼痛伴恶寒发热 1 周就诊。院外诊断为右下肢血栓形成，给予低分子肝素抗凝治疗，并合用青霉素静脉注射，但效果不明显，故转院来治疗。查看患者体温升高达 39℃左右，右小腿从足背起至膝盖红肿热痛，红肿部分突出表皮，边缘清晰并高起，局部触痛明显，同侧腹股沟淋巴结肿大、触痛。B 超未见下肢血栓形成。舌质红，苔黄，脉象滑数。诊断为：丹毒。

湿热下注，热毒壅盛，热伤血脉。治法：利湿清热，解毒凉血。予以五味消毒饮加味。具体方药为：银花25g，紫花地丁、蒲公英、野菊花各30g，紫背天葵15g，忍冬藤30g，红藤20g，生薏苡仁30g，泽泻30g，黄柏10g，滑石30g，甘草5g。服药3剂，红肿渐退，体温正常；继服5剂，淋巴结肿大消除，下肢焮红肿胀全消而愈。

丹毒是皮肤及其网状淋巴管的急性炎症，主要累及真皮浅层淋巴管，由B型溶血性链球菌侵入皮肤或皮下组织内淋巴管及周围软组织引起的急性炎症，好发于小腿、足部，其次是面颊部，少数发生于躯干部。致病菌可潜伏于淋巴管内，引起复发。丹毒中西医同名，因其为皮肤突然变红，如丹涂脂染，呈片状红斑而得名。其临床表现为起病急，局部出现界限清楚之片状红疹，颜色鲜红，并稍隆起，压之褪色；皮肤表面紧张炽热，迅速向四周蔓延，有烧灼样感；伴高热畏寒及头痛等。西医治疗原则是早期、有效、足量使用抗生素，解除全身症状，控制炎症扩散，防止复发，但临床疗效不甚理想。中医认为丹毒是热毒湿邪交织，热毒入于血分，为丹毒发病的基本病机。清·高锦庭《疡科心得集·外科疮疡三焦辨治》言，丹毒系"属湿火湿热，水性下趋故也"。故冯老师治下肢丹毒，除投以清热解毒之五味消毒饮外，常加用四妙散、六一散清化湿毒，并喜用清热解毒、通络之银花藤、红藤，另加引经药牛膝，使诸药直达病所，迅速控制病情。治疗期间应嘱咐患者注意休息，睡眠充足，多饮温开水，并与健康人隔离；忌食辛辣、油腻之品，饮食宜清淡。

（4）治疗肛周脓肿

患者，男，51岁。因反复肛门肿痛1个月余来院就诊。自诉1月前因饮酒及吃火锅后突发肛门右侧出现一胡豆大小包块，肿胀疼痛，诊所诊断为肛周脓肿，经抗生素静滴及局部马应龙痔疮膏治疗，疼痛逐渐缓解，肿块缩减变小。半月前复因饮酒肿块增大，疼痛肿胀逐渐加重，但无恶寒发热，大便干结，小便黄，舌红，苔黄微腻，脉滑。肛门专科检查：膝胸位，11～1点肛缘旁可见一肿块约0.5cm×1cm大小，皮色红，灼热质硬但无波动感，触痛明显。证属湿热下注，热壅血滞。患者因公务繁忙，不愿手术治疗，遂来中医科治疗。冯老师以清热解毒、除湿通络、活血消肿散结之法给予治疗。以五味消毒饮加减。具体方药为：银花15g，紫花地丁、蒲公英、野菊花各30g，紫背天葵15g，红藤30g，生薏苡仁

30g，泽泻 30g，皂刺 15g，川芎 30g，牛膝 30g，法夏 15g，贝母 15g，甘草 5g。继续局部马应龙痔疮膏外用，并嘱咐不饮酒、饮食清淡、多饮水。服药 10 天后，肛旁肿块逐渐缩小，肿痛明显缓解。继续上述治疗半月，肿物基本消退而愈。

肛周脓肿属中医学"肛痈""脏毒"等范畴，其病因病机为外感风热或进食醇酒厚味和辛辣刺激性食物而使湿热下注，热毒之邪蕴聚肛门，经络受阻，气血运行不畅导致热壅血滞。此患者因饮食辛辣并饮酒，滋生湿热，湿热下注，伤及血络，以致热壅血滞，故而导致肛周局部脓肿形成。本病以五味消毒饮清热解毒，加薏苡仁、泽泻清热利湿，再配以川芎、牛膝活血化瘀，法夏、贝母消肿散结，皂刺透脓，共奏清热解毒、除湿通络、活血消肿散结之效。再通过饮食调理，患者近两月的病痛得以痊愈。

（汪明　谢席胜）

4. 应用黄芪名方治疗肾脏病举隅

冯老师在临床善用黄芪名方治疗肾脏疾病，疗效显著，今特总结如下。

（1）黄芪及常用名方

黄芪在临床的使用迄今已有 2000 多年的历史。关于黄芪的记载始见于汉墓马王堆出土的帛书"五十二病方"，在《神农本草经》中被列为上品。明《本草纲目》载"耆长也，黄芪色黄，为补者之长故名……"《本草汇言》载"黄芪，补肺健脾，卫实敛汗，驱风运毒之药也……"《本草逢原》载"黄芪能补五脏诸虚，治脉弦自汗，泻阴火，去肺热，无汗则发，有汗则止"。黄芪味甘性温，归肺、脾经，具有补气固表、利尿托毒、排脓、敛疮生肌等功效。临床被广泛用于气虚乏力，食少便溏；中气下陷，久泻脱肛，便血崩漏；表虚自汗，气虚水肿，痈疽久溃不敛，血虚萎黄，内热消渴等证候的治疗。

冯老师临证喜用黄芪，善用黄芪名方，常喜用的含黄芪名方有：防己黄芪汤、补中益气汤、玉屏风散、参芪地黄汤、补阳还五汤、黄芪桂枝五物汤等。

（2）含黄芪古方及应用

①防己黄芪汤：防己黄芪汤出自《金匮要略》。原文记载"风湿，脉浮，身重，汗出恶风，防己黄芪汤主之"。本方由黄芪、防己、白术、甘草组成，另需加生姜四片，大枣一枚。《药类法象》说："汉防己，气寒，味大苦。疗腰以下至足湿热肿盛、脚气。"《外台秘要》记载黄芪主治风水，"其人或头汗出……腰以

下当肿及阴，难以屈伸"。方中防己祛风利水，黄芪益气固表，白术、甘草健脾和中。

冯老师使用本方多用于肺脾气虚的水肿症，并嘱咐一定遵从原文"温服"。"温服"一法，可以实现借助药物的温度以助阳气的发散，使阳气得舒。本方黄芪加用"风药"防己及发散之生姜，并以"温服"之法，使药力得以发挥，一举祛邪外出。白术苦甘，性温，入脾胃经，为补脾燥湿要药；大枣及甘草调和药性，也有补益肺脾之效；再同黄芪在祛邪的基础上时时顾护肺脾，以防祛邪伤正。此方药味虽少但药专效宏，共奏益气固表利水之功。

验案：患者，男，15岁。主因"水肿2月余"就诊。西医诊断为"肾病综合征"，病理活检提示系肾小球微小病变型。建议激素治疗，但患者拒绝。查其全身水肿，双下肢最甚，按之凹陷，面白，肢末发凉，尿量减少，纳食不香，大便调，舌质淡红，苔薄白，脉沉细。冯老师辨证为肺脾气虚，阳虚水停。治以健脾温阳利水。以防己黄芪汤合水陆二仙丹加减。冯老师认为水陆二仙丹有补肾益精、健脾固摄之功，对蛋白尿有较好的疗效。生黄芪50g，汉防己10g，茯苓30g，白术30g，桂枝10g，猪苓30g，生姜20g，大枣5g，川芎30g，牛膝30g，芡实30g，金樱子30g。经上方加减治疗1月余，患者尿蛋白定量明显减少，浮肿消退。用补中益气汤合水陆二仙丹加川芎、牛膝继续治疗。

②补中益气汤：补中益气汤，出自金代名医李东垣《脾胃论》卷中。功用为补中益气，升阳举陷。其组成为黄芪、人参、甘草、当归、陈皮、升麻、柴胡、白芍、白术。方中黄芪补中益气、升阳固表为君；人参、白术、甘草甘温益气，补益脾胃为臣；陈皮调理气机，当归补血和营为佐；升麻、柴胡协同参、芪升举清阳为使。综合全方，一则补气健脾，使后天生化有源，脾胃气虚诸症自可痊愈；二则升提中气，恢复中焦升降之功能。适合于脾胃气虚而下陷者，主治脾胃气虚证、气虚发热证。

冯老师使用本方多用于脾胃气虚、中气下陷，指出其主要病位一定在脾胃者。方中黄芪、炙甘草配伍重在"实其表""不令自汗，损其元气"；人参、炙甘草重在"补脾胃中元气"；白术除用其"甘温"之外，重在用其"苦"；橘皮"导气"，当归酒洗"和血脉"。加入柴胡、升麻升提肝脾之气，以助下陷之清阳上升，而达上逆之浊阴自降之功。肝脾得升，肺胃自降，人体气机自然流通周身而无碍滞。

验案：患者，女，67 岁。因小便频数 1 年余加重时伴尿失禁就诊。西医诊断为"膀胱过度活动"，予以索利那新治疗，效果不理想。症见面色萎黄，精神倦怠，乏力，少气寡言，纳差，舌淡，苔薄，脉缓无力。《灵枢》曰："中气不足，溲便为之变。"冯老师认为患者年老，元气渐衰，中气不足，固摄无权而致尿失禁。投以补中益气汤合缩泉丸加减：黄芪 30g，炒白术 20g，陈皮 10g，升麻 10g，柴胡 10g，党参 30g，酒当归 10g，乌药 5g，山药 30g，益智仁 10g，川断 30g，甘草 5g。水煎服，一日 1 剂。上方服药半月，病情好转，继服 1 月余，基本能自行控制排尿。

③玉屏风散：玉屏风散出自《丹溪心法》，是朱丹溪创立的治疗表虚自汗的名方。方由防风、黄芪各 30g，白术 60g 组成，具有益气固表止汗功效。主要适用于表虚自汗，易感风邪者。

冯老师使用本方多用于卫气虚弱，卫表不固者。"内伤脾胃，百病由生"，故方中重用白术培土以扶正，是为本方君药。黄芪是健脾补气药的代表，于内可大补脾肺之气，于外可固表止汗。白术配黄芪更加强了健脾益气之力，是提升患者的"正气"以抵御外邪之意。然甘者性缓，不能速达于表，故佐之以防风。东垣有言，黄芪得防风而功愈大，乃相畏相使者也。黄芪得防风，固表而不留邪；防风得黄芪、白术，祛邪不伤正。其方精妙无比，是冯老师喜用、常用之方。

验案：患者，男，11 岁。诊断为慢性肾小球肾炎 2 年，服用肾炎康复片、金水宝治疗，病情反复。易出汗，反复感冒，感冒后眼睑浮肿明显，尿蛋白增加。症见面色白，舌淡苔薄白，脉浮虚。投以玉屏风散加减。黄芪 20g，白术 50g，防风 10g，仙灵脾 10g，白茅根 10g，芡实 30g，金樱子 15g。服 10 剂后汗多缓解，尿常规检查蛋白减少，水肿减轻。继服上药 2 月，复查尿常规恢复正常。

④参芪地黄汤：参芪地黄汤源于《沈氏尊生书》，由六味地黄丸加人参、黄芪组成。具体有人参、黄芪、地黄、丹皮、泽泻、茯苓、怀山药、山萸肉，主治脾肾两虚、气阴亏虚者。冯老师临证常选用本方治疗气阴两虚型慢性肾炎。

验案：患者，男，13 岁。诊断原发肾病综合征 1 年，服用激素治疗，目前以强的松 20mg，每日 1 次。近日考试劳累后双下肢水肿加重，尿蛋白增多。症见乏力，手足心发热，口干，尿黄，舌红苔微腻，脉沉细。冯老师辨证为气阴两虚，湿热内蕴。处方：黄芪30g，党参20g，生地10g，山茱萸15g，山药20g，泽泻15g，丹皮15g，茯苓20g，知母10g，白茅根30g，赤小豆30g，白花蛇舌草15g，益母草15g，甘草10g。10剂后，尿蛋白明显减少，诸症得以减轻。

⑤补阳还五汤：补阳还五汤为清代名医王清任的经验方，出自王清任《医林改错·卷下·瘫痿论》，由黄芪、赤芍、川芎、当归、地龙、桃仁、红花七药组成。方中重用黄芪补气，与活血化瘀药配伍，功在益气活血，主治气虚血瘀之中风，以补气活血通络。王清任认为：人体的阳气，原本左右各五成。一个人失去五成元气后，就会患半身不遂。本方使用后能使亏空的五成元气恢复回来，故名"补阳还五汤"。

冯老师临证常将本方用于慢性肾脏病日久，因虚致瘀，辨证为气虚血瘀证者。故生黄芪用量宜重，冯老师对于成年人常从60g开始，往往用至100g。

验案：患者，男，22岁。患慢性肾炎7年，蛋白尿、血尿反复出现，血压偏低，不能耐受RAS阻滞剂。腰部常刺痛、酸软，自服六味地黄丸治疗，效果不佳。察看其下肢浮肿，精神差，气短乏力，小便外观正常、量不少，舌淡苔薄边有瘀点，脉细涩。辨证为气虚血瘀，运化失职。治当补气活血，益精行水。拟补阳还五汤合水陆二仙丹加减。黄芪60g，党参30g，当归10g，赤芍15g，川芎20g，地龙15g，桃仁10g，红花10g，薏苡仁20g，山药30g，芡实30g，金樱子30g，猪苓15g，茯苓15g，甘草10g。上药服用40余天，水肿尽退，蛋白、血尿得到控制。

⑥黄芪桂枝五物汤：黄芪桂枝五物汤出自《金匮要略》，其书言"血痹阴阳俱微，寸口关上微，尺中小紧，外证身体不仁，如风痹状，黄芪桂枝五物汤主之"。由黄芪、桂枝、白芍、生姜、大枣组成。《灵枢·邪气脏腑病形》云："阴阳形气俱不足，勿取以针，而调以甘药。"方中黄芪为君，甘温益气，补在表之卫气；桂枝散风寒而温经通痹，与黄芪配伍，益气温阳，和血通经。桂枝得黄芪益气而振奋卫阳；黄芪得桂枝，固表而不致留邪。芍药养血和营而通血痹，与桂枝合用，调营卫而和表里，两药为臣。生姜辛温，疏散风邪，以助桂枝之力；大枣甘温，养血益气，以资黄芪、芍药之功；与生姜为伍，又能和营卫，调诸药。共奏益气温经，和血通痹之效。

冯老师分析，本方为桂枝汤之变方，即由桂枝汤去甘草倍生姜加黄芪而成，用桂枝汤调和营卫，畅行气血。去甘草之壅滞，且倍生姜加黄芪，目的在于走表益卫，通阳逐痹，此《内经》所谓"阴阳形气俱不足，勿取以针，而调以甘药"之意。临床上，冯老师认为凡营卫不调、气血痹阻之证，皆可使用本方。

验案：患者，男，57岁。规律性血液透析2年。3月来两小腿深部说不出的难受，伴下肢肌肉麻木感，需要走动、揉按方有所缓解，夜间尤重。西医诊断为"不宁腿综合征"，予以甲钴胺、左卡尼汀、舒乐安定等治疗，效果不明显，痛苦异常。见其面色萎黄不泽，精神萎靡，双下肢微肿，怕冷，纳食可，解便不畅，但大便稀溏，舌胖色淡、两边紫暗，苔白，脉沉细。证属阳气不足，气虚血瘀，脉络失和。治拟益气健脾，温阳活血通络。投以黄芪桂枝五物汤加减：生黄芪50g，白芍20g，桂枝10g，鸡血藤30g，牛膝20g，白术30g，山药30g，川续断20g，杜仲30g，独活5g，生姜10g，大枣5枚。水煎温服，一日1剂。服药12剂，症状明显减轻。

（谢席胜　汪明）

川派中医药名家系列丛书

学术思想

冯志荣

　　冯志荣为享受国务院特殊津贴专家，全国老中医药专家学术经验继承指导老师，全国名老中医传承工作室建设项目专家。从事中医内科临床工作50余年，学识渊博，广采博览，精研医理，囊括百家，融会贯通，医疗经验极为丰富。其学术思想和医疗特点如下：

一、未病先防，重视正气

　　冯志荣十分重视疾病的预防，对中医学"治未病"思想领悟颇深，临证处理各种疾病处处体现了未病先防、既病防变的"治未病"思想。提倡通过各种形式，如调养身心、适应四时、合理膳食及运动，以达到预防疾病，延年益寿的目的。对于已经发生的疾病，冯老师强调早期治疗防范传变及谨慎治疗防病深入。临证告诫要正确辨证施治，除注意病所之外，还应根据脏腑、经络、气血、官窍等之间的相互关系和疾病过程中的传变规律，以防止疾病的传变。十分重视"先安未受邪之地"思想的应用，即针对病原和即将产生的病理变化，截断疾病进犯之机，主动有效地控制住病情的发展。疾病初愈之时，患者抵抗力低下，极易复发或合并其他疾病，此时要采取各种措施，促进机体的康复，防止疾病的复发。

　　中医学认为人体的正气，具有护卫肌肤和抗御外邪的作用。冯老师认为疾病的发生虽然外部邪气是致病的一个主要因素，但更重要的是因为人体正气的不足。正如《灵枢·百病始生》曰："风雨寒热，不得虚邪，不能独伤人。此必因虚邪之风，与其身形，两虚相得，乃客其形。"明确提出了邪不能独伤人，疾病的发生必须具备"虚邪"与"身形之虚"即外部与内部两个条件，外邪只有通过内邪才能起致病的作用，故重视人体正气的养育，就是强壮人体抵抗力的根本。

　　人体之正气是构成人体和维持人体生命活动的重要物质，是由肾脏的先天精气、脾运化的水谷之气及肺吸入的清气构成。《内经》云："正气存内，邪不可干；邪之所凑，其气必虚。"因此，冯老师十分重视人体"正气"的顾护。冯老师强调，为了身体康健，一定要注意顾护先天肾、后天脾及娇嫩的肺，从而从根本上维护人体生命活动的重要物质，真正保养好人体之正气。临证治病尤为重视扶助正气，选方用药上力求避免过于克伐正气。

《内经》曰："阳气者，若天与日，失其所则折寿而不张，故天运当以日光明，是故阳因而上卫外者也。"冯老师在诊疗活动中，除重视人体正气外，还非常强调人体的"阳气"对生命活动的重要性，尤其重视脾、肾之阳，深信"阳来则生，阳去则死"，认为张景岳的观点"阳非有余，阴常不足"有深刻的内涵，值得仔细体会。他认为人体之阳气是生命之根本，对人体起到了温煦和卫外的作用。阳气旺盛则人体的正气才能充足，气血才能通畅，阴阳才能平衡，否则就会导致疾病的发生。故冯老师在治疗疾病过程中，一是合理用药截断病邪，防范病邪本身伤及人体阳气；二是用药物扶助人体的阳气、正气以增加机体抗邪能力，使病邪不能深入人体而祛邪外出；三是处方用药处处谨慎，唯恐人体阳气被药物所伤。

二、谨守病机，扶正祛邪

冯老师临证十分重视辨证，对于辨证方法，冯老师主张首辨阴阳，重辨六经，认为万病总在阴阳之中。但冯老师认为，八纲辨证、六经辨证、卫气营血辨证、三焦辨证、脏腑辨证、经络辨证、气血津液辨证、病因辨证，这些方法各有特点，运用于不同疾病各有侧重和优势，临证可根据病情的具体实际而灵活选用，并相互联系、相互补充。

冯老师治疗疾病，始终坚持以提高治疗效果，维护患者健康为首要目标。临床辨证注重病机分析，他认为《内经》强调"谨守病机，各司其属"非常重要，患者此次就诊的主要病机常常是贯穿此次疾病始终的主要矛盾，抓住主要病机，就是抓住了根本矛盾，围绕这个主要矛盾来解决问题，就能提高疗效。如何提高疗效、如何紧抓病机，冯老师认为，根本在于提高辨证施治的能力。认为要取得好的疗效，周密、熟练的四诊是前提，正确、仔细的病机分析是基础，谨守病机、立法处方是关键，用药严谨、配伍合理也是需要好好考究的一个问题。

临证处理患者时，冯老师思考缜密，深思熟虑，立方用药，章法分明。他常引罗天益语：医之病，病在不思。意思是医生所思考的主要应该是辨证论治，而非其他。常向弟子讲述蒲辅周老先生认为辨证施治的真谛是"一人一方则是充分体现了医生是治疗得了病的人"这个理念。因为，一个人患病，因感受七情六淫的不同，人的体质强弱、质性有阴阳，生长有南北，性情有刚柔，筋骨有坚脆，肢体有劳逸，年龄有老少，奉养有膏粱藜藿之殊，心境有忧劳和喜乐之别，天时有寒暖之不同，受病有深浅之各异，故医者必细审其人之种种不同，分别给予不同的治疗。以真正做到"谨守病机，各司其属"的古训。

在治疗上，冯老师遵循治病求本的思想，强调正气为本，扶正以祛邪的治疗观，认为邪正斗争是影响阴阳平衡的关键，故临床辨证立法，紧抓邪正斗争的变化，着眼于扶正以祛邪，以恢复人体正常的生理状态。

对外感热病的治疗，主张采取"扭转"和"截断"之法，目的是迅速控制病情，使疾病不再继续发展，以祛邪安正。同时，亦非常重视先顾正气的治疗思想。正如张景岳所说："若邪气本实，则始终皆可治标；若形气原虚，则开手便当顾本。""故治虚邪者，当先顾正气，正气存则不致于害。"冯老师遵其法，逢虚人外感，常在解表药中加入扶正之品，常能缩短病程，提高疗效。对内伤杂病的治疗常采取"调养和扶正祛邪"的方法，即扶助正气，使正气得充而祛邪外出。冯老师"调养和扶正祛邪"要点有三：一是益气血，重在补脾胃；二是补阴阳，重在益肾元；三是注重调畅气机和气血调和在疾病康复中的重要性。处方用药处处体现"扶正祛邪，祛邪安正""扶正而不碍邪，祛邪而不伤正"的学术思想。

三、顾护脾胃，善调气血

胃为水谷之海，五脏六腑之源，脾胃为后天之本。脾胃一虚，则百病纷起。故冯老师在很多情况下，在整体观的指导下非常重视对脾胃的保护和治疗，认为这对疾病的预后有着非常重要的意义。

如果需要祛邪治疗，冯老师必先察脾胃之强弱，常引仲景之法，对脾胃素虚者或先补后攻，或祛邪不忘保护脾胃，在祛邪时或在方中配伍护脾胃之药。时刻考虑邪正的密切关系，但以不伤脾胃为临证指导原则。常提醒弟子，临证无论是使用汗法，还是使用攻下之法，抑或清热之剂，都必须时时注意顾护脾胃。

诸脏虚损时，冯老师认为峻补无益，此时独取中州是关键。故在临床每遇脏器虚损患者，给予健运脾胃之药，往往起到较好的转归。另一个方面，大凡虚损之证，一味进补会引起脘胀纳呆，甚生他变。冯老师此时每以健运中州之品加入砂仁、陈皮、建曲、麦芽之类，以促脾胃运化升发中焦之气机。

在危重患者判定预后的时候，冯老师十分重视胃气盛衰在决定预后中的作用，常引《内经》云："有胃气则生，无胃气则死。"他认为，患者虽危重，但是胃气未伤，能够进食并消化吸收，则正气会慢慢恢复，有待正胜邪退，病情逐渐会好转。相反，一旦胃气衰惫，正气无生发之源，则必将邪胜正衰，预后不良。

《内经》曰："五脏之道，皆出于经隧，以行血气。"又云："血气不和，百病乃变化而生。"《丹溪心法》曰："气血冲和，万病不生，一有怫郁，诸病生焉。"王清任《医林改错》曰："治病之要诀，在明白气血，无论外感内伤……所伤者无非气血。"

冯老师认为，气血既是脏腑生理活动的物质基础，亦是病理变化的依据。他还认为，脏腑功能之正常，不仅在于气血充盛，而且贵在气血通调，气血流畅与气血平衡是人体健康的基本条件，所以尤其注重调理气血。在调理气血时，认为既要从患者全身的情况考虑，又要从脏腑阴阳气血的平衡着眼。

清·王清任认为"元气既虚，必不能达于血管，血管无气，必停留而瘀"。根据其"气虚血瘀"理论，将补气与活血化瘀合用，从而创制了益气活血通络的补阳还五汤，开创了补气法治疗中风的先河。冯老师认为，气贵在旺，调气以行为要，血贵在通，治血以活为先，认为王清任益气活血之法临床应用广泛，自己在临证也非常重视益气活血法的使用，益气与活血，二法合一，补气而不壅中，攻伐而不伤正，破中有补，补中有行。临床冯老师使用益气活血法治疗冠心病、糖尿病及其并发症、脑血管疾病、慢性肾脏疾病、外周大血管病变，均获得了满意疗效。

久病入络，瘀血内阻，加重病情，治当活血化瘀。《素问·至真要大论》指出："疏其血气，令其调达，而致和平。"明·朱橚的《普济方》谓："人之一身不离乎气血，凡病经多日治疗不愈，须当为之调血……用药川芎、莪术、桃仁……"对糖尿病、慢性肾脏病这些慢性疾病，中医辨证常有瘀血之候者，活血化瘀药物的使用可以延缓病情进展。冯老师喜用黄芪与当归、黄芪与三七配伍，对于肾脏病及下肢血管病变常加牛膝、川芎等活血化瘀药共同使用。冯老师认为血瘀证由于化瘀之品大多是耗气之剂，气为血帅，气旺则血畅，故对血瘀患者，即使无气虚征象，也在化瘀之时佐以补气。

对于久病者，由于久病多虚多瘀，故冯老师也常在辨证用药同时，每加少许益气和活血之品，冀其"调和气血""运化药力"。

很多疾病，尤其是一些难治、缠绵之证，与瘀血有关，故活血化瘀药的使用，冯老师也不单纯使用益气活血一法，还常以活血化瘀法与理气活血、化痰活血、温阳活血、通络活血、散瘀活血等法配合使用，在治疗疑难杂症方面取得了良好的治疗效果。但冯老师特别强调，活血化瘀之品要用之得当，不能滥用，要密切防范其副作用。

四、注重心理，调肝为先

张介宾在《类经》谈到如何治疗情志内伤之症时，曾有一段论述，"病与医相得，则情能相浃，才能胜任，庶乎得济而病无不愈"。冯老师强调医生看病态度一定要和蔼，语言要和气，在精神上主动接近患者，医患双方需要相互信任，相互合作，从而对患者产生好的心理影响，这是取得疗效的一个基础，尤其强调要认真听取患者的述说。冯老师指出，患者看病，一半是求药，一半是倾诉。认真倾听患者的诉说，一是详细采集病史，这是了解病情的需要，二是与患者交流，这是医患沟通的需要。同时认为，有些患者需要的就是一个倾听者，求药反而次之。此时医生耐心倾听患者的诉说，会让患者建立信任，取得治疗的信心，有利于疾病的康复。

冯老师诊疗，还非常重视患者情绪因素对疾病的影响，也善于开导患者，常用平实的语言、生活的例子劝告患者尽可能保持平和的心态。临证善于抓住患者肝郁的病情，一是开导，二是常加用疏肝理气之品。冯老师对慢性肾脏病患者的治疗中，常使用疏肝理气之品，不仅针对突然情志所伤者，对长期使用激素者，冯老师也非常重视疏肝理气之品的应用。冯老师认为，激素的长期使用除了伤阴及易于夹湿热外，还有一个问题就是会导致气机的郁滞。气机郁滞可以进一步导致瘀血和痰湿的发生，故常在激素使用的患者方中，佐加理气、疏肝等药。根据具体证型的不同，常选择香附、郁金、合欢皮、川芎、橘络、佛手、香橼皮等。

五、妙用经方，善用虫药

　　冯老师治学严谨，精勤不倦，善用经方。他认为纵观全部经方，当以小柴胡汤适应范围最广，而运用之妙，在乎一心。在他的临床生涯中，除了遵循传统用小柴胡汤治疗少阳正证、变证等适应证外，还匠心独运，别开生面，广泛而卓有成效地运用于虚人感冒、产后郁冒、咳嗽、淋证、发热、胸痹、梅核气等病屡获良效，积累了丰富的经验。

　　他对理中汤的应用也是得心应手，临证以吐利、冷痛、舌淡苔白或白滑、脉沉迟，辨证系中焦虚寒，非温补不能奏效为使用理中汤要点。具体临证使用，冯老师常引张仲景云："观其脉证，知犯何逆，随证治之。"临证治疗诸如突然腹痛难忍、口腔溃疡、流涎、呃逆、糖尿病便秘、眩晕案、失眠等中焦虚寒患者，取得了良好的效果。

　　当归四逆汤也是冯老师临证所常用经方之一。冯老师认为，凡属气血亏虚、寒客经脉为患的疾病，只要把握病机，均可使用本方加减化裁。冯老师使用此方治疗雷诺现象、下肢动脉硬化病变致水肿、长期痛经、冠心病心绞痛、肩关节周围炎、糖尿病周围神经病变等，疗效显著。

　　冯老师临证喜用黄芪，善用黄芪古方，常用的含黄芪方有：防己黄芪汤、补中益气汤、玉屏风散、参芪地黄汤、补阳还五汤、黄芪桂枝五物汤等，用于治疗肾炎、肾病综合征、慢性肾衰竭等却起沉疴均获得了不菲的效果。

　　叶天士认为"大凡经主气，络主血，久病血瘀"，提出"久病入络"的理论，倡导"通络"之说。冯老师治学勤恳，博采各家之长，对叶天士"久病入络"学说倍加赞赏，认为内科疑难杂症常由气及血，血伤入络，或者由经传络，络脉受累，而表现出络脉阻滞的共同病机，并由此进一步加重病情，增加病邪痼结难解之势。常引叶天士言"久则邪正混处其间，草本不能见效，当虫蚁疏逐，以搜剔络中混处之邪"，冯老师临床采用"久病入络"理论，应用活血化瘀、理气通络之法，治愈了多种疑难杂症，尤其善于使用虫类药物。

　　大量蛋白尿且持久而难以消除者，此时冯老师常以虫类药物搜剔风邪，逐风于外。选用药物有僵蚕、蝉蜕、地龙、穿山甲等。

糖尿病周围神经病变由于病程长，虚实并见，病理改变复杂，故平常之法不能显效。冯老师按照络病辨证，鉴于络病邪气易入难出，缠绵难治的特征，常选用诸如虫类、藤类、辛香走窜之品以通达病所，畅达经络，去除痛疾。

对于冠心病心绞痛，冯老师常在益气活血的基础上，给予虫类搜剔如水蛭、地龙、全蝎等，认为尤以水蛭为佳，引张锡纯言"凡破血之药，多伤气分，唯水蛭味咸专入血分，于气分丝毫无损"。但临证需要注意有无过敏情况发生，过敏者则不可使用此类药物。

六、衷中参西，诊治精当

衷中参西即在医学理论研究和临床诊治中既衷于中医学术思想，又参照西医学说，借西方医药学的优势，光大中医药学。冯老师本着"师古不泥古，参西不悖中"的宗旨，并以其自身实践体验告诫学生：中、西医各有所长，也各有所短，扬长避短，衷中参西，才能使中医的内涵得到新的扩展。

在诊断上，冯老师认为，中医识病辨证，立足整体与宏观，西医辨病识症着眼于局部与微观。临证若能在整体宏观辨证基础上参考西医诊断及理化检查，可对病证有比较深入和全面的了解，使治疗针对性更强，有利于疗效的提高。故冯老师主张中医的辨证论治与西医的辨病相结合，临证诊断通常结合中医四诊资料和西医理化数据，辨病与辨证，整体与局部结合起来，对疾病有个较为系统的认识。

在治疗上，冯老师善取现代医学之长，如对胃病的患者多参照胃镜检查结果进行辨证施治，把中医的脾胃内伤、正虚邪实之病因病机与胃黏膜损伤的防护因子（胃黏膜屏障）和攻击因子（幽门螺杆菌、胃酸、胆汁等）两者失衡之发病机制有机结合，以阐明幽门螺杆菌相关性胃病的病因病机。幽门螺杆菌等作为攻击因子系邪实（多为湿热之邪），胃黏膜防护因子的减弱系正虚（脾胃虚弱），正虚邪实方能致病，正气存内邪不可干。因此，治疗幽门螺杆菌相关性胃病时常在运脾和胃的基础上清热利湿、理气止痛。现代医学认为，胆汁反流可致胃黏膜屏障功能损伤；中医认为，肝气横逆可克伐脾土，导致肝胃不和或肝郁脾虚。因此，冯老师治疗胆汁反流性胃炎常以疏肝健脾、通降胃气为法，使脾土健运，胃气通降而阻止胆汁反流。

综上所述，冯老师的学术思想是以经典为宗而旁通各家，既不泥古，亦不废今。在临床上辨证求因，治病求本，十分重视对疾病的预防、对正气、阳气、脾胃的顾护。无论是外感或内伤病的治疗，都特别重视人体正气的盛衰和阴阳的平衡，处方用药处处体现"扶正祛邪，祛邪安正""扶正而不碍邪，祛邪而不伤正"的学术思想。谨守病机，辨证精细，机圆法活，善用经方。在疑难杂症治疗中常使用益气活血之法及虫类药物，并十分重视患者的心理治疗及病后的将息调理。衷中参西，将"辨病"和"辨证"有机地结合，立方用药，章法分明，勇于进取，屡起沉疴。

（谢席胜　汪明　何钢　李传芬）

七、对疾病的论述

1. 论湿热证辨治

湿热证，是指湿热蕴结体内，导致脏腑经络运行受阻，出现机体各部位或脏腑湿热症状的一个病理综合征。有关湿热证的研究在我国医学发展过程中，历来都很受重视，早在《内经》中就有涉及湿热的条文，如"湿热不攘，大筋软短，小筋弛长"等。湿热为害以身热不扬、头身困重、口干不欲饮、胸闷腹胀、不思饮食，或面黄身黄，皮肤发痒，大便溏泄不爽，小便赤而不利，女子带下黄稠、秽浊有味，舌苔腻，脉濡缓或濡数等为特点。

四川地处盆地，四周山区，东南部相对较低有利水汽进入，西北部山区相对较高不利于水汽的散失，导致空气湿度高，多阴雨天气，是我国年日照时间最少的地区之一。封闭的地形，使四川盆地常年风速偏低，导致湿气不易扩散。川菜是我国著名的地方菜之一，醇浓并重，以善用麻辣著称。四川也是我国第一大产酒的省份，酒文化在四川也较为盛行。这种独特的地理环境及饮食习惯，注定了四川地区湿热危害致病而发病较高的流行病学热点。

冯老师一生在川内行医，十分关注湿热病邪在川人各种疾病发生发展过程中的作用，冯老师精研清代叶天士的《温热论》及吴鞠通《温病条辨》，对湿热证的辨治有着十分丰富的体会，现总结如下。

（1）湿热证的地域和季节特点

湿热为害有明显的地域和季节特点，除四川人易患湿热之症，东南沿海江浙等多雨潮湿地域之人也易罹患。正如《温热论》及《临证指南医案》中记载"吾吴湿邪害人最广""酒客中虚，粤地潮湿"。元·朱丹溪也认为，东南地土卑弱，"湿热相火为病甚多"。

湿热为病在一年中以夏秋之交为多见，因斯时阴雨连绵，淫雨之后，日气煦照，暑热地湿，交相蒸并，湿浊弥漫空间，人生活于气交之中，感触吸受，每易致病。

（2）湿热证的形成

冯老师认为，湿热是热与湿从外侵犯人体，或因机体脏腑功能失调，导致湿热形成而致二者同时存在体内的一种病证。湿热形成，有如下四种情况：一为天热湿重季节，湿与热共同侵犯人体，或因气候潮湿、涉水淋雨或居处潮湿等外感湿邪久留体内，湿为有形之邪，属阴、属寒，但湿阻气机后，就有了气有余则化热之态，故而化生湿热。二因素体脾虚，脾失健运，水湿停聚，或恣食生冷、膏粱厚味，伤及脾胃使湿浊内停，变生湿热。三为内外合邪，湿热内蕴。正如叶天士所言："太阴内伤，湿饮停聚，客邪再生，内外相引，故病湿热。""又有酒客里湿素盛，外邪入里，里湿为合。"吴鞠通亦云："内不能运水谷之湿，外复感时令之湿。"《金匮要略心典·痉湿暍病》也曰："中湿者，亦必先有内湿而后感外湿，故其人平日土德不及而湿动于中，由是气机不速而湿侵于外，外内合邪。"还有一个特殊群体湿热为害病机突出的，即长期服用大剂量糖皮质激素之人，长期服用激素易损真阴、抑真阳，使机体阴阳失调，水火失济，气化之机怫郁，水湿无以运行，内蕴为患，形成湿热之证。

齐秉慧总结湿热形成云："有在天之湿，雨露是也（先中卫表）……有在地之湿，泥水是也（先伤肌肉筋骨、血脉）……有饮食之湿，酒水乳酪是也（胃为水谷之海，先伤脾胃）……有汗湿之湿，谓汗出而粘衣湿透，未经解换者也。有足太阴脾土所化之湿，不从外入者也。阳胜则火胜化为湿热。阴胜则水胜化为寒湿。"

外感湿热和内生湿热虽有不同，冯老师认为二者在发病过程中又常相互影响。伤于外湿，湿邪困脾，健运失职则易致湿浊内生；而脾阳虚损，水湿不化，也易招致外湿的侵袭，最终导致湿热为病。

冯老师特别强调，脾胃在湿热证的形成中有着极其重要的作用，正如章虚谷所言"湿土之气，同类相召，故湿热之邪虽使外受，终归脾胃"。内在因素不但可以影响到湿热病的形成与发病，而且更重要的是可以影响到发病后的证候类型，病情的轻重虚实和疾病的演变转归。

（3）湿热证的辨证

湿为阴邪，其性重浊黏滞，侵袭人体，最易阻遏气机，壅塞窍道。故临床常见头重、胸闷脘痞、小便短涩、大便不爽等症。热为阳邪，其性燔灼焚熠炎上，伤及人体，最易迫津外泄，消灼津液。故临床表现除有热象外，常见有口渴喜饮、咽干舌燥、大便秘结、小便短赤等津伤液耗之证。但湿热病属湿热合邪，湿与热相合，热失去了固有的燥烈，湿的阴纯之性也大减，而成为了一个杂气相感、二邪合一的特殊病邪。因湿乃弥漫性邪气，特别是湿与热合，热蒸则湿动，故更易弥漫周身而致一身表里上下症状同时出现。湿热弥漫则阻滞气机，使气化不利而三焦水道不通，故湿热病中多见水液代谢失常的临床表现。

在临床上，由于受湿热形成原因不同、所病脏腑各异、湿热比例各有轻重、患者体质及对中病邪后反应性不一、接受前期治疗有别、疾病从化等影响，导致湿热证临床表现千变万化，各具特点，类型很多。其中，中气的盛衰决定着湿热的转化，薛生白云："中气实则病在阳明，中气虚则病在太阴。"即指素体中阳偏旺者，则邪从热化而病变偏于阳明胃；素体中阳偏虚者，则邪从湿化而病变偏于太阴脾。病在太阴者，则湿重热轻；病在阳明者，则湿轻热重。

临证准确辨证湿热则需要仔细甄别。冯老师认为湿热证的辨证需要辨明表里、辨脏腑定位、辨三焦归属及辨湿与热孰轻孰重。

①辨表里：湿热表证是因为湿热邪气由口、鼻、皮毛侵袭肺系，导致卫外失司，肺失宣降，水液代谢失常的病变，它是湿热病的初期阶段。其邪气虽由表而入，但湿热又往往弥漫于里，影响肺、脾两脏，故湿热病初起多见表里同病。其证候特点是：恶寒发热，身热不扬，头身重痛，舌苔白腻，脉濡。同时还可兼见脘痞纳呆、小便不利等中、下焦症状。

②辨脏腑：湿热侵犯脏腑时，可出现脾胃湿热、肝胆湿热、膀胱湿热、大肠湿热等证。

脾胃湿热：主要临床表现为脘腹痞闷，呕恶厌食，肢体困重，大便溏泄而恶臭，小便短赤，面目或肌肤发黄，身热而汗出不解，舌质红，舌苔黄腻，脉濡数。

肝胆湿热：主要临床表现为口苦，纳呆，呕恶，脘腹胀闷，胁肋胀痛，尿赤，大便不调；或身目发黄；或阴囊湿疹，睾丸肿痛；或妇女阴痒，带下黄臭，舌苔黄腻，脉弦数。

膀胱湿热：主要临床表现为尿频，尿急，尿涩少淋沥，尿道灼痛，尿黄赤混浊或尿血，或尿有砂石，或少腹拘急，或伴有发热，心烦，舌红苔黄，脉数等。

大肠湿热：下利黏液或便脓血，里急后重，或便物如酱，或便如黄水而肛门灼热；并见腹痛，发热汗出，午后热盛，胸脘满闷，肢体沉重，纳呆呕恶，舌苔呕恶，舌苔黄腻，脉滑数。

③辨三焦归属："三焦"一词最早见于《内经》。《素问·灵兰秘典论》"三焦者，决渎之官，水道出焉"，指出三焦是水液运行的通道。《难经·六十六难》中说："三焦者，原气之别使也，主通行三气，经历五脏六腑。"《难经·三十一难》说："三焦者，气之所始终也。"指出了三焦的另一个特点，是气升降出入的通道；同时也指出三焦能运行原气，以达周身，促进脏腑的功能。《灵枢·营卫生会》中描述了三焦的生理功能，"上焦如雾，中焦如沤，下焦如渎"。《沈氏尊生书·海藏》则进一步描述了三焦的病理状态："上焦如雾，雾不散则为喘满……中焦如沤，沤不利则留饮不散，久为中满……下焦如渎，渎不利则为肿满……"从上述记载来总结三焦，是一个集气化、升降、转输、沉降、开阖于一体的人体内稳态大通道。

湿热为病，其性常从湿邪特征。湿为阴邪，易伤阳气；湿邪常留恋于卫气之间，不易伤阴而成营血之热，且湿性重浊下流，常沿上、中、下三焦部位相传而自成规律，故湿热病常用三焦辨证。

上焦湿热：上焦湿热，是湿热伤人的初期阶段，其证属表，病位在肺与皮毛。由于湿与脾胃有密切关系，故上焦湿热往往兼有脾胃与肌肉之湿的见症。开始热象不甚明显，重点只在于湿，一般在数日后，热象才有较明显的体现。湿热初起，患者感周身重浊不适，关节酸痛无力，不思饮食等。具体临床表现为：恶寒重，发热轻微，或不发热，或午后发热，头重如裹，肢体困重。胸闷无汗，口黏不渴，脘痞纳呆，或见肠鸣便溏，苔白腻脉濡缓等。卫阳被郁，故恶寒重而无汗；湿热郁蒸，故午后发热；湿困于上而头重如裹；湿困肌表则肢体困重；湿阻胸阳，气机不畅故胸闷；湿盛津未伤，故口黏不渴；湿困脾胃，受纳运化失职，故胸痞纳呆、肠鸣便溏。病在初起，湿浊尚未明显化热，气机为湿所困，故舌苔白腻，脉象濡缓。湿热壅遏阳气，肺气不宣，升降失常可以出现胸闷、咳嗽、喘息等。

中焦湿热：中焦湿热是湿热邪气郁阻脾胃，导致脾胃运化功能障碍，气机阻滞，升降失司的状态。因脾恶湿，湿又最易困脾，脾胃受伤则脾的运化、胃的收纳功能必将因之而受到损伤；又因脾主肌肉与四肢，故中焦湿热，以消化道病变及四肢肌肉酸困重浊为主要临床表现，出现脘腹胀满、纳呆、不欲饮食、大便溏薄不实、一身疲乏无力、舌腻厚苔黄滑、脉象沉濡力弱等症。

中焦湿热有三方面转归：一是湿热从阳化燥，转属温热病的气分证，或邪热伤阴而为营血之热；二是从阴化寒而发展为寒湿证；三是既不化燥又未化寒，而仍以湿热特点传入下焦，构成下焦湿热证。

中焦湿热证的三种类型具体为：①湿重热轻：脾胃阴土主湿，素体脾虚则邪易从湿化。湿浊困脾，脾失健运，热蕴于中。临床表现：身体重楚，四肢清冷，口淡不渴，胸脘痞闷，时作呕恶，大便溏泄，小便清长，或喜热饮，舌苔白腻，脉细濡。②湿热并重：湿郁而热蒸，湿热胶结，耗伤津液。临床表现：身热心烦，脘痞腹胀，恶心呕吐，大便溏薄、色黄气臭，汗出热不解，舌苔黄腻，脉濡数。③热重湿轻：胃属阳土主燥，素体阳旺则湿热之邪化热化燥。临床表现：热势壮盛，胸脘痞满，汗多热臭，口渴或苦，尿短赤，苔黄腻舌红，脉濡数或洪数。

下焦湿热：下焦湿热是湿热邪气侵入下焦的病变。因其湿热裹结，热蕴湿中，故虽在下焦但不损伤肝血肾精，以湿热阻滞于膀胱或小肠、大肠，导致水液代谢失常，膀胱气化失职，大肠腑气不通，饮食传导失司为特点，临床症状以二便异常为主。临床表现：小便淋沥灼痛或癃闭，大便腥臭稀溏或秘结，小腹胀痛，或带下黄白而腥臭，身热口渴，身重疲乏，舌红苔黄腻，脉濡数或滑数等。

④辨湿热之孰轻孰重：辨别湿热之偏轻偏重，最简单且是最有效的方法首先是看舌苔，其次问口渴。若湿重热轻，则舌苔白且腻，口淡不渴；湿热并重，则舌苔黄厚腻、口渴不欲饮，或口渴而喜热饮；热重于湿，则舌苔黄微腻或黄燥不

腻、口渴明显而欲饮。除此以外，还应注意汗出之多寡、发热之有无、面色之晦明、食欲之强弱等兼症来辨识湿热的孰轻孰重。湿重于热者患者常高热不退，多汗，汗出但热不除，肢体倦怠，口渴但不思饮或想喝热水，身体沉重，视力模糊，胸痞泛恶，口中黏腻，大便溏薄，苔白腻而滑，脉濡细而缓；而热重于湿者则患者壮热不退，口渴多汗，脘腹痞满，烦闷呕逆，溺赤便秘，舌苔腻黄，脉息濡数或洪大而长。

临床遇到具体患者，湿与热孰轻孰重并非静止，而是一个动态变化的过程。这与患者体质、医者用药的影响密切相关。"在阳旺之躯，胃湿恒多；在阴盛之体，脾湿亦不少。"阳旺之躯，胃热偏盛，邪易热化；阴盛之体，脾湿偏盛，邪易湿化。同时，由于医者用药分寸的不同，疾病的病机转归还有燥化、热化、伤阴、湿化、寒化、伤阳之别。

（4）湿热证的治疗

①湿热证病势缠绵，病难速已，病多难治。本病病势缠绵，叶天士有云："湿热难缠，病难速已。"吴鞠通也云："湿为阴邪，自长夏而来，其来也渐，且其性氤氲黏腻，非若寒邪之一汗可解，温热之一凉则退，故难速已。"孔伯华言："湿之与热，一为阴邪，一为阳邪，二者相合，形成湿热而胶滞，黏腻淹留，稽滞不去，蕴热缠绵，因而造成病情反复，病程延长，变化多端，于湿温一病，最为明显。湿热合邪，伤人甚广……"由上可以看到，湿热搏结，致使三焦上下表里充斥，阻遏气机，羁留黏结，流窜经隧，变证百出，病情严重，病多难治。再就是，由于湿热证表现复杂，临床多有误治而使病情加重者。

②湿热证治疗总纲。湿热证治疗总的原则是：初起内外合邪，湿遏卫气时，宜芳香宣透以化表里之湿；表证解除后，则宜宣化气分湿浊。湿热化热而出现热重于湿，自以清热为主，兼及化湿；湿热完全化热化燥，即以化燥化热论治。因上、中、下三焦湿热证候的中心部位不同，在治疗中当针对其病变中心部位，选用相应药物，因势利导，以祛邪外出。湿在上焦，则化肺气；在中焦，则运脾气；在下焦，则化膀胱之气。湿开则热随湿去，湿祛再议清热，非热重湿轻者不要轻易使用苦寒。吴坤安在《伤寒指掌》中指出治湿"不外上开肺气，下通膀胱，中理脾阳"，冯老师认为也具有非常重要的指导意义。

③分离湿热，是治疗湿热病的关键。古人云："夫热为天之气，湿为地之气。

热得湿而愈炽，湿得热而愈横。湿热两分，其病轻而缓；湿热两合，其病重而速。"湿与热互相裹结，如油入面，难解难分。湿性黏滞，难以速除，而有形之湿不祛，无形之热则蕴于湿中而不能解。热以湿为依附，湿不去则热不清，湿去则热不能独存。叶天士指出："湿热浊气，交扭混乱……必日分消。"如何有效地祛除湿邪，使湿热分离，是治疗湿热病的关键。再就是，湿热为患，当以祛湿为先，祛湿孤热，热孤则易清。

④宣通三焦，通阳化气去湿，是治疗湿热病的重要方法。湿热为病，易壅遏三焦，阻滞气机。湿与三焦气化功能关系密切，三焦为水液运行的通道，主持诸气，故调畅三焦必须先要化气，解除三焦气机之壅遏。再就是，湿为阴邪，其性重浊，与热相合，氤氲黏腻，难分难解，侵犯人体，最易郁阻气机，困遏阳气。所以宣通三焦，通阳化气去湿，是治疗湿热病的重要方法。故湿热病之治疗，强调理气化湿、宣畅气机。清代柳宝诒说："治湿热两感之病，必先通利气机，俾气水两畅，则湿从水化，热从气化，庶几湿热无所凝结。"故前人有"治湿不理气，非其治也"之说。理气为先，气机流畅，则湿不易聚，据湿热所犯病变部位，有理肺气、运脾气、通膀胱、利三焦之气等不同。

因湿温病邪弥漫三焦、充斥内外，应遵循"随证变法"之治疗原则。对邪流三焦者，当分消上下、宣气化湿。以杏仁开上焦肺气，使气化则湿亦化；用厚朴宽中行气，畅达中焦，茯苓淡渗导下，使湿热从三焦分消。

对湿热阻于中焦胃脘、无胃虚见症之痞证，当用辛开苦降法，使脾升胃降，运转中焦气机之枢，则有利于湿邪化除。叶氏继承前贤经验，在《临证指南医案》中提出了"微苦以清降，微辛以宣通"的论点，辛苦合用则"苦寒能清热除湿""辛通能开气泄浊"。继之，吴鞠通也认识到"非苦无能胜湿，非辛无能通利邪气"，提出了"苦与辛合能降能通"的论点。冯老师认为辛开苦降法是治疗中焦湿热证的一大特点。

对于湿阻中焦尚未化热，或兼表邪未解，或素属中冷之寒湿为病者，用开泄法，用轻苦微辛之品，辛开宣泄以达归于肺，用药如"杏、蔻、橘、桔等"上中下三焦同调。

风为阳邪，其性开泄。而湿为阴邪，易阻遏气机。《内经》云："风胜湿……盖茯苓、白术、泽泻、薏苡仁原是上下分水之神药，又得防风、白芷、升麻、荆芥风药以祛风。夫风能散湿，兼能散火，风火既散，则湿邪无党。"故冯老师常在化湿时，佐加祛风之品。

对于湿热在中焦的治疗，《素问·灵兰秘典论》曰："膀胱者，州都之官，津液藏焉，气化则能出矣。"湿热阻滞，膀胱气化不利，则小便涩滞不行，可用清利膀胱之品，以利水道。

⑤权衡湿邪与热邪的比例而治之。治疗湿热证需权衡湿邪与热邪的比例。湿重于热时，可苦温燥湿，兼以清热；热重于湿时，可苦寒清热燥湿；湿热参半时，则可苦温、苦寒并用。

⑥不忘中焦脾胃及顾护正气。无论是湿重还是热重，其着眼点都在于化中焦湿浊，复脾胃之运化，助气机升降。章虚谷说："三焦升降之气，由脾鼓动，中焦和则上下顺。"吴鞠通《温病条辨》也云："治中焦如衡，非平不安。"同时，中焦之湿得到燥化，热邪则无所依附，湿热之邪则得以两清，脾胃气机升降就易于复常，功能恢复，就不会再招湿热。

⑦叶天士强调治湿应顾护阳气："面色白者，需要顾其阳气，湿胜则阳微也，法应清凉。然到十分之六七，既不可过于寒凉，恐成功反弃，何以故耶？湿热一去，阳亦衰微也。"

⑧辨证治疗

湿热表证治疗：初起内外合邪，湿遏卫气时，宜芳香宣透以化表里之湿，表证解除后，则宜宣化气分湿浊，并视症状兼佐清热。湿热化热而出现热重于湿，自以清热为主，兼及化湿。湿热完全化热化燥，即以化燥化热论治。常用药物，如藿香、佩兰、白芷、苏叶、香薷、苍术等。常"加芦根、滑石之流"，以"渗湿于热下，不与热相搏"，此即吴鞠通《温病条辨》中所谓："治上焦如羽，非轻不举。"

肺为水之上源，上源闭塞，则下流不行。若兼见胸满喘息、咳嗽而小便不利者，当加宣肺之品，如苏叶、前胡、杏仁、枇杷叶等。辛开肺气，佐以淡渗通利膀胱，即所谓"启上阖，开支河，导水势下行"之法。

湿热在卫表时，冯老师强调用药宜轻，当选用轻清宣散之药。正如俞根初所谓"湿热首宜芳淡辛散"。临床常用叶天士主张的"杏仁、薏苡仁、厚朴、半夏"等轻苦微辛具流动之性的药物疏表祛风，宣表化湿。

脏腑湿热治疗：脾胃湿热，以清热通降，芳香化湿为主，以藿朴夏苓汤或用王氏连朴饮加减。肝胆湿热，以利湿清热，清肝利胆为要，湿重者选茵陈五苓散加减，热重者以龙胆泻肝汤化裁。膀胱湿热，予以清热泻火，利湿通淋，八正散加减。大肠湿热，以清化湿热为主，选葛根芩连汤加减。

三焦湿热的治疗：叶天士指出"若湿阻上焦者，用开提肺气，佐淡渗通膀胱，是即启上闸，开支河，导水湿下行之理"，故以杏仁、橘皮、桔梗来宣开肺气。上焦湿热初起，湿邪为主，治以温散表湿，方如藿香正气散（藿香、紫苏、白芷、大腹皮、茯苓、白术、陈皮、半夏、厚朴、桔梗、炙甘草、生姜、大枣）；热象已显者，治宜宣化湿热，方如藿朴夏苓汤（藿香、豆豉、赤茯苓、泽泻、杏仁、白豆蔻、薏苡仁、厚朴、半夏）。湿热上蒸，心肺受迫，感胸满闷痛，故咳嗽、喘逆且肺部满堵，舌白，脉象浮数按之濡者，以宣肺为主，可用疏卫、芳香、宣化以开胸中之气机。药用佩兰、藿香、杏仁、炙枇杷叶、旋覆花、片姜黄等。

中焦湿热，应采用燥湿清热之法，祛除湿热邪气，用药宜轻疏灵动，忌守中。在芳香化湿，宣降肺气的同时，更用陈皮、半夏、厚朴、木香、大腹皮、白豆蔻、草豆蔻、煨姜、黄连等辛开于中，调整脾胃功能，使之恢复升降平衡，此所谓"治中焦如衡，非平不安"。

下焦湿热投以淡渗分消，方如茯苓皮汤（茯苓皮、生薏苡仁、猪苓、大腹皮、白通草、淡竹叶）；或导浊行滞，方如宣清导浊汤（猪苓、茯苓、寒水石、晚蚕砂、皂荚子）等。

对于湿热和食滞共存，导致肠道壅塞者，除祛湿外，必须加消食化滞之品，如保和丸、焦三仙、木香导滞丸、沉香化滞丸、香砂枳术丸等。润下、攻伐皆所禁忌。

华岫云对此总结为："若湿阻上焦者，用开肺气，佐淡渗，通膀胱，是即启上闸，开支河，导水势下行之理也。若脾阳不运，湿滞中焦者，用术、朴、姜、半之属，以温运之；以苓、泽、腹皮、滑石等渗泄之，亦犹低洼湿处，必得烈日晒之，或以干燥之土培之，或开沟渠以泄之耳。"

另外，三焦及各脏腑不是孤立的，而是协作运转，共同完成气化功能。开上焦，有助于利中焦之气；枢转中焦，又有宣上导下之功；开利下焦，使湿有出路。

因此，应轻宣、开泄、芳化、淡渗诸法合参，辛开肺气，健运脾气，渗利膀胱，即启上闸，运中州，开支河，此为良法。

⑨湿热治疗中值得关注的几点

其一，不可大汗、不可大下、不可随意进补。由于湿性黏滞难除，故即使是湿温之邪在表，亦绝非可望一表而除或一清而退。因此，有"湿温忌汗"之说，大发其汗，常致津液耗而湿不除。故而需通过芳香宣透之法，使腠理疏达，气机畅通，才可微微汗出而解，庶无湿热稽留之弊。

湿热邪气郁阻胃肠而致腑气不通，忌纯用大黄、芒硝之类大寒峻下之品。因湿邪黏滞，非一攻可下，用之不惟湿不能祛，反易损伤脾阳，导致洞泄，寒中而下利不止。即如吴鞠通所云："下之则洞泄。"

湿热病中，往往出现午后身热、口渴等见症，此乃湿邪所致，并非阴虚使然。若误诊为阴虚而妄投生地黄、麦冬之类滋补之品，则易滋腻助湿，反使其病胶着难解。即如吴鞠通所云："润之则病深不解。"

湿为阴邪，易于遏伤阳气。在湿热病过程中，由于湿阻气机，阳气不通，往往出现面色淡黄或苍白、四肢不温、倦怠乏力等见症，此乃湿阻气机，并非虚寒，若误诊为阳气虚而率投党参、黄芪之类甘温补气之品，则壅滞脾胃而助长湿热，反使湿热郁蒸而加重病情。即如叶天士所云："不可就云虚寒而投补剂，恐炉烟虽熄，灰中有火也。"

其二，防清热药与利湿药对脾胃的伤害。清热药与利湿药大多数为寒凉之品，属于"阴柔"之药物，其性凝重黏滞，守而不走，较难以运化而影响疗效，而且也会影响脾胃的功能。所以，使用此类药物时，应酌情配伍温燥行走之品，如川厚朴、陈皮、木香、苍术、法半夏、桂枝等属于"阳刚"之药物（即使属于热重于湿也不例外），以促使气机的升降出入，并有助于药物的运化，同时也保护了脾胃功能，从而提高了疗效。使用清热利湿药通利小便，难以避免地会耗伤津液。所以，运用清热利湿法时应该适可而止。对于脾胃素虚之人，尤其注意。正如章虚谷所说："脾气弱则湿自内生，湿盛而脾不健运，浊壅不行，自觉闷极，虽有热郁，其内湿盛而舌苔不燥，当先开泄其湿，而后清热，不可投寒凉以闭其湿也。"

其三，动态观察湿热从化，及时调整用药。热化、燥化可伤阴，可入营入血，此时疾病性质已经转变，接近于一般温热；邪从寒化湿化，其结果可以伤阳气，其性质从湿热转变为寒湿。决定这两种转归的主要因素有二，即湿与热的比例以及人身阳气的盛衰，而以后者更为重要。

其四，根据脏腑定位不同，选择不同清湿热药物。强调湿热证之病位和苦寒清热药之归经。如治疗湿热证在上焦肺者多用黄芩，在中焦胃者多用黄连、黄芩，在下焦肾与膀胱者多用黄柏，在肝胆者多用栀子、茵陈、龙胆草等。

其五，重视运用健脾和胃之品。清热祛湿还应重视运用健脾和胃之品，脾健胃和则从根本上祛除湿热而防其复发，又可防止湿伤阳气而转为脾胃下陷之变证。湿热病治疗后期热势渐清，而湿不能速解，加之脾气未复，往往表现为余邪缠绵不尽，脾虚不运等症，旧病易于复发，其时仍需继服健脾益气调治以巩固疗效。

湿邪最易困阻脾胃，而影响脾胃运化功能，故治疗中焦湿热证常与祛湿药中配入健脾益气、消导和胃之品，以恢复脾胃功能，促进水湿运化，如茯苓、薏苡仁、白术、砂仁、白蔻仁、神曲、山楂、麦芽、鸡内金等；湿性黏滞，易阻滞气机，故配伍理气行滞药物以宣畅气机或少佐通肺气之品，行提壶揭盖之功，如郁金、枳实、厚朴、大腹皮、陈皮、藿香、佩兰、杏仁、桔梗、全瓜蒌等；湿热兼有郁滞的，辅以活血化瘀药，丹参等；热酿成毒的，宜加清热解毒药；佐以通利小便之品，如茯苓、泽泻、淡竹叶、白茅根等。

其六，注意饮食起居的调摄及湿热病的预防。应注意起居环境的改善和饮食调理，不宜暴饮暴食、酗酒，少吃肥腻食品、甜味品，以保持良好的消化功能，避免水湿内停或湿从外入，这是预防湿热的关键。饮食上少吃甜食、甘甜饮料、辛辣刺激及肥甘厚味的食物。饮食清淡祛湿，特别要戒除烟酒。多食祛湿的食物，如绿豆、冬瓜、丝瓜、赤小豆、西瓜、绿茶、花茶等。

对常饮酒、舌苔黄腻患者，冯老师主张多吃薏苡仁粥、荷叶粥以清除湿热，防范湿热为害，出现各种临床表现，此谓不治已病治未病也。

（5）验案举例

验案 1：患者，女，45 岁。1 月前无明显诱因出现双下肢对称性水肿，按之凹陷，从内踝延伸至膝关节；伴倦怠乏力，足背发凉，无明显尿量减少，无心累气促，无夜间阵发性呼吸困难，无腹胀，纳食不香，便溏日行 2 次。舌质暗红，苔黄腻，脉弦数。既往有糖尿病病史 7 年余，伴尿微量白蛋白升高 2 年，下肢静脉曲张 1 年余。现使用胰岛素控制血糖，血糖时有波动，用厄贝沙坦控制蛋白尿、复方地龙片活血通络，血压正常。肝肾功能、心肌酶谱、脑钠肽均未见异常。下肢彩超提示双下肢血管壁毛糙，诊断为 2 型糖尿病、糖尿病肾病（Ⅲ期）、糖尿病下肢血管病变、下肢静脉曲张。冯老师辨证为：水湿内停，阳郁不宣。治以利水消肿，通阳化气。方以四君子汤合防己茯苓汤加减。处方：生黄芪 20g，茯苓 30g，白术 30g，防己 10g，白蔻仁 5g（后下），生薏苡仁 30g，桂枝 10g，牛膝 30g，益母草 30g，冬瓜皮 30g，大枣 10g，甘草 10g。水煎服，一日 1 剂。1 周后，下肢肿消，小便较平素增多。仍述纳食不香，且伴胃脘胀，大便稀，日行 3 ~ 5 次，舌质暗红，苔根黄腻，脉细。辨证：脾胃不和，气滞湿阻。治法：健运脾胃，化湿行气。方以平胃散加减。处方：苍术 10g，厚朴 10g，青皮 10g，陈皮 15g，炒枳实 10g，白术 30g，莱菔子 15g，薏苡仁 30g，冬瓜皮 30g，茯苓皮 30g，益母草 30g，泽泻 15g，牛膝 30g，甘草 10g。再服 10 剂而愈。

本病因糖尿病多年，血管内皮受损，肾脏微血管病变，出现蛋白尿，同时合并大血管病变及下肢静脉曲张，导致下肢血管血流不畅，引发水肿。其属中医学"水肿"范畴。中医学认为，水肿的发生与肺脾肾三脏功能失调、水液代谢障碍有关，其中脾失健运首当其要，因脾阳虚，水谷精气不足，则上不能输精以养肺，下不能助肾以制水，成为水湿内停的重要内在因素。《金匮要略》云："皮水为病，四肢肿，水气在皮肤中，四肢聂聂动者，防己茯苓汤主之。"本方功能通阳化气，利水消肿。《金匮要略心典》云："防己、茯苓善驱水气，桂枝得茯苓则不发表而反利水，且合黄芪、甘草助表中之气，以行防己、茯苓之力也。"方中汉防己、黄芪走表祛湿，桂枝、茯苓通阳化水，使表里分消，邪有出路；黄芪、茯苓相伍，更能增强补气利水之功；甘草调和诸药。薏苡仁、白蔻仁以取三仁汤宣畅三焦气机、化气行水之意。《血证论》曰："血病则水亦病。"表明血滞脉络，亦可成水病。老年人多有各种慢性病，夹有血瘀的现象比较多见，患者小腿呈现蚯蚓状静脉曲张亦属于中医血瘀证的范畴，舌质暗红提示水瘀互结，加益母草、牛膝活血祛瘀，利水消肿，冬瓜皮增加利水消肿之效。二诊肿已消，因脾主运化，喜燥恶湿，脾为湿困，运化失司，进而阻碍气机，见脘腹胀满；湿性重浊，下注而为泄泻。平胃散原方出自《太平惠民和剂局方》，主治胃不和，湿滞中阻诸症。此处投平胃散燥湿运脾，行气和胃，加行气除痞、化湿利水、活血化瘀之品以善其后。方证对应，其效也疾。

验案 2：患者，女，42 岁。因口腔溃疡反复发作 8 年，加重伴前阴溃疡 4 月余就诊。症见：发热心烦，坐卧不宁，口苦，目赤，纳少，尿黄便干，口腔及外阴溃破，舌红，苔黄腻，脉滑数。长期服用激素治疗，病情时轻时重。西医诊断：白塞病。中医诊断：狐惑病。冯老师辨证为肝脾湿热型。治宜清热除湿，疏肝健脾。给予丹栀逍遥散合甘草泻心汤。处方：牡丹皮 20g，焦栀子 10g，黄芩 15g，黄连 10g，柴胡 10g，当归 10g，半夏 10g，党参 10g，炒白术 20g，茯苓 10g，芍药 10g，干姜 10g，竹叶 10g，甘草 6g，大枣 3 枚。水煎服，一日 1 剂。加苦参 30g，煎水洗外阴，一日 2 次。一直坚持用药 9 个月，症状基本消失。

白塞病是一种全身性慢性疾病，表现为复发性口腔溃疡、生殖器溃疡，皮肤和眼部病变最为常见，全身各脏器均可受累。本病为免疫功能紊乱性疾病，属于血管炎的一种。

中医学称白塞病为"狐惑病"。"狐惑病"首载于《金匮要略·百合病狐惑阴阳毒》，曰："狐惑之为病，状如伤寒，默默欲眠，目不得闭，卧起不安，蚀于喉为惑，蚀于阴为狐，不欲饮食，恶闻食臭，其面目乍赤、乍黑、乍白，蚀于上部则声嗄，甘草泻心汤主之。蚀于下部则咽干，苦参汤洗之。蚀于肛者，雄黄熏之。""病者脉数，无热微烦，默默但欲卧，汗出，初得之三四日目赤如鸠眼，七八日目四眦黑。若能食者，脓已成也，赤小豆当归散主之。"《医宗金鉴·伤寒心法要诀》云："古名狐惑近名疳，狐蚀肛阴惑唇咽。"《医宗金鉴·卷三十七》曰："狐惑，牙疳、下疳等疮之古名也。近时惟以疳呼之，下疳即狐也，蚀烂肛阴；牙疳即惑也，蚀咽腐龈，脱牙穿腮破唇。"

中医认为本病系一种由湿热邪毒内盛所致的疾患。临床症状以咽喉及前后二阴溃疡和目赤为特征；咽喉部腐蚀为惑，前后二阴溃烂为狐。本病是一个独立的疾病，治疗原则以清利湿热、解毒杀虫为主。治宜清热化湿、泻火解毒，内治用甘草泻心汤、赤小豆当归散等方剂，并应配合外治法，如苦参汤外洗。本案因患病日久，存在肝脾湿热，故套用了丹栀逍遥散合甘草泻心汤加减，并配合外洗，起到了良好的治疗效果。

验案 3：患者，男，25 岁。诉饮酒感冒后咳嗽一周，恶寒不发热，咳嗽重，痰少，为白色黏痰；伴胸闷，纳差，腹胀，舌淡红，苔黄腻，脉细滑。X 光示胸片未见明显异常。中医诊断为咳嗽。辨证为湿热侵犯上中焦。用藿朴夏苓汤加杏仁、橘皮、桔梗加减。具体方药为：藿香、豆豉、薏苡仁、厚朴、陈皮、半夏、炙枇杷叶、旋覆花、杏仁、桔梗、赤茯苓、泽泻、甘草。方中藿香、豆豉、炙枇杷叶、旋覆花、杏仁、桔梗、赤茯苓、泽泻以开提肺气，淡渗利湿，启上闸，开支河。纳差、腹胀，说明湿热影响到了中焦脾胃，故应予燥湿清热，祛除湿热调整脾胃功能，使中焦恢复升降平衡，用陈皮、半夏、厚朴、薏苡仁，此所谓"治中焦如衡，非平不安"。药证切合，服药 3 剂后，故湿热得清，咳嗽得止。

验案 4：患者，男，53 岁。因背部发凉、冷痛半月就诊。患者既往有肾病综合征病史，曾经服用激素治疗多年。半月前淋雨后自感背部发凉、冷痛，尤以夜间著，使用电吹风吹之也不缓解。在西医处诊治，诊断为骨质疏松，予以补钙、降钙素等治疗，病情不缓解，故来看中医。察看见其为多血质面貌，满月脸，烦躁不安，头颈汗多，口渴饮冷，小便黄，大便干，苔黄腻，脉滑。冯老师辨证为湿热阻滞，经络阻遏，阳气不布。给予清热利湿，活血通络。处方：藿香、佩兰、薏苡仁、川芎、苍术、独活、狗脊、益母草、泽泻、淡竹叶、地龙、葛根、甘草，水煎服，一日 1 剂。

本方以藿香、佩兰、苍术芳香除湿，除湿于表，独活、狗脊辛温宣散，起风能胜湿、引药达病所之意；益母草、泽泻、淡竹叶利湿热于下，益母草、川芎行气止痛，还配地龙通络，增强止痛之力；益母草、川芎更有活血化瘀之意。葛根亦可引药到项背，还可以清热、通便；淡竹叶清热除烦。服药 3 剂，背部冷痛大减，烦躁好转，小便转清亮，大便利。药已中的，仍用上方，继续服用 7 剂，病已愈。

此病案非常容易误诊为寒湿阻滞，但患者为久服激素之人，湿热体质已经形成，复淋雨，迅速化热，虽感背部发凉、冷痛，但烦躁不安、头颈汗多、口渴饮冷、小便黄、大便干、苔黄腻、脉滑等为湿热佐证，故背部发凉是湿热阻滞、经络阻遏、阳气不布之候，给予清热利湿，活血通络而愈。

验案 5：患者，男，15 岁。1 天前下田做农活后出现高热，后渐躯干、头面、四肢出现散在斑丘疹，无明显瘙痒，症状渐加重。查其：体温 39℃，胸腹、背部丘疹，头面疱疹分布密集；伴头痛，全身肌肉酸痛，口干但饮水不多，咽痛，无尿量减少，无皮肤、巩膜发黄，无咳嗽、咳痰，无恶心欲呕，腹不胀，大便干结，小便短黄，舌质淡红，苔黄腻，脉弦滑。血常规白细胞升高，肝肾功能、电解质、小便常规等均正常。经用西医抗感染治疗体温未明显下降，皮疹还有增加趋势，遂请冯老师诊治。冯老师辨证为外感风热湿邪，湿热蕴结，热伤血络。治以清疏肺胃湿热，凉血活血。处方：金银花、连翘、藿香、桔梗、牛蒡子、苏叶、苍术、防风、薏苡仁、石膏、淡竹叶、泽泻、丹皮、赤芍、陈皮、生甘草。2剂，水煎代茶频饮。患者一日服完上方2剂后，发热渐退至正常，头痛、咽痛、全身肌肉酸痛消失；胸腹、背部丘疹，头面疱疹颜色变淡。继续服用3剂而愈。上方中以金银花、连翘、牛蒡子疏风清热解毒，苏叶、防风祛风透邪达表，石膏配竹叶辛凉清热、引热从小便而出，苍术配藿香有祛湿解表，薏苡仁、泽泻淡渗利湿解毒，丹皮、赤芍清热凉血透疹，陈皮行气化湿和中。药证相应，迅速扭转病势而愈。

（谢席胜　汪明）

2. 论治未病

中医学历来重视疾病的预防，治未病概念的提出，更是充分地体现了中医学强调"防患于未然"的预防思想。

"治未病"学术渊源可追溯到周与春秋时期，如《周易》云："水在火上，既济。君子以思患而预防之。"《管子·牧民》："惟有道者能备患于未形也，故祸不萌。"《孙子兵法》："用兵之法，无恃其不来，恃吾有以待也；无恃其不攻，恃吾有所不可攻也。"中国古代治国、用兵、为人处事中渗透着的避祸防患、预防为先的思想，影响到医学界，便促成《内经》"治未病"思想的提出。

《素问·四气调神大论》"圣人不治已病治未病，不治已乱治未乱"，《灵枢·逆顺》"上工刺其未生者也……故曰：上工治未病，不治已病"等，开创了中医预防思想之先河。清代温病学家叶天士根据温病发展规律提出"务在先安未受邪之地"，则进一步充实了中医"治未病"理论的内涵。

冯老师十分重视疾病的预防，对中医学"治未病"思想领悟颇深，临证处理各种疾病处处体现了未病先防、既病防变的"治未病"思想。现就冯老师治未病学术思想浅析如下。

（1）对"治未病"内涵的理解

冯老师认为，"治未病"的思想应包括如下内容：无病之时防病染身，已病之时及早治疗并防范疾病加重，疾病过后注意调摄，防止疾病的复发。

　　所谓无病防病，就是通过各种方法如调养身心、适应四时、合理膳食及运动，以达到预防疾病、延年益寿的目的。对于已经发生的疾病，冯老师认为又可分为早期治疗防范传变及谨慎治疗防病深入。在疾病的初期，病症轻浅，要做到及时发现、及早诊断、尽早治疗，将疾病消灭于萌芽状态。同时，通过各种手段防范疾病的加重。对于已发生的疾病，辨证治疗除注意病所之外，还应根据脏腑、经络、气血、官窍等之间的相互关系和疾病过程中的传变规律，以防止疾病的传变；还要注意"先安未受邪之地"，即针对病原和即将产生的病理变化，截断疾病进犯之机，主动有效地控制住病情的发展。疾病初愈，抵抗力低下，极易复发或合并其他疾病，此时要采取各种措施，促进机体的康复，防止疾病的复发。大多数疾病通过治疗可以渐趋康复，但若调养不当，则往往会出现复发或留有后遗症，此时应根据不同疾病的发展变化规律，采取适当的调养方法，防范上述情况发生。

　　①无病防病，通过摄生以预防疾病的出现。《丹溪心法·不治已病治未病》云："与其救疗于有疾之后，不若摄养于无疾之先。盖疾成而后药者，徒劳而已，是故已病而不治，所以为医家之法；未病而先治，所以明摄生之理。夫如是则思患而预防之者，何患之有哉？此圣人不治已病治未病之意也。"从以上论述可以看出，明晓摄生之理是防范疾病的一个重要措施。冯老师认为，摄生防病应该关注以下几个方面：适应四时、调摄精神、和调饮食、起居得宜、劳逸适度，以及顾护先天肾、后天脾、娇嫩肺。

　　②"道法自然"，强调顺应自然规律。冯老师指出，"道法自然"是中华民族文化之基础，也是《内经》立论之基础，最能表达"道"的一个词就是自然规律，道法自然即效法或遵循自然。任何事物都有一种天然的自然欲求，谁顺应了这种自然欲求谁就会与外界和谐相处，谁违背了这种自然欲求谁就会同外界产生抵触。所以"道法自然"蕴含了中国古代看待世界的基本认识论和方法论。《内经》反复强调人应"合于'道'也"，也就是强调要顺应自然规律。

　　顺四时而适寒暑：《灵枢·本神》言："故智者之养生也，必顺四时而适寒暑……如是，则僻邪不至，长生久视。""顺四时而适寒暑"，这是中医养生学里的一条极其重要的原则，也是人体长寿的法宝。《素问·宝命全形论》里说："人以天地之气生，四时之法成。"《素问·六节藏象论》里云："天食人以五气，地食人以五味。"这些都说明人体要依靠天地之气提供的物质条件而获得生存，同时还要适应四时阴阳的变化规律，才能发育成长。

张景岳言："春应肝而养生，夏应心而养长，长夏应脾而养化，秋应肺而养收，冬应肾而养藏。"说明人体五脏的生理活动，必须适应四时阴阳的变化，才能与外界环境保持协调平衡。

冯老师指出，除了适应四时、顺应四时外，对于外界不正常的气候和有害的致病因素，要及时避开，顺从四时寒暑的变化，保持与外界环境的协调统一。自然界气候等剧烈变化时，可能给生物和人类带来危害，只有顺四时，善养生，才会"生气不竭"。

春夏养阳，秋冬养阴：冯老师指出，《内经》中"春夏养阳，秋冬养阴"的养生基本原则，对于摄生的指导意义重大。"春夏养阳，秋冬养阴"这个原则说明了顺应四时阴阳的重要性。四季的阴阳变化，是万物生发、滋长、收敛、闭藏的根本。春夏二季摄养阳气，秋冬二季保养阴精，就是为了适应季节的变化规律，同万物在生发、滋长、收敛、闭藏这些方面保持一致。违背了这些根本规律，就会摧残人体的本元、毁坏人的身体。所以四季的阴阳变化，是万物的起点与终点，顺应四季的阴阳变化，人体功能就会正常；违背四季的阴阳变化，人体功能就会紊乱。

③调摄精神。调摄精神是摄生中的一个重要方面，是以调摄精神意志为宗旨，要求在思想上保持安闲清静，没有杂念。精与神守持于内，避免过度的情志变动，心胸开朗，乐观愉快，以达到补养真气的目的。

"一生淡泊养心机"，这是一个很高的精神境界，也是调摄好人体精神的一个法宝。人都有喜、怒、哀、乐、悲、恐、惊，这是人的七种情志，如果过了头就是七情过激，过则为害。《灵枢·百病始生》曰："喜怒不节，则伤脏。"七情太过，超过了人体生理活动所调节的范围，常是产生和诱发疾病的原因。

善于调节情感，才能养神治身。冯老师强调，对待外界事物的态度要平和，不以物喜，不以己悲，处事要宽以待人，不斤斤计较，心胸宽广，精神才能愉快。冯老师认为，《内经》强调"恬惔虚无"，说"恬惔虚无，真气从之，精神内守，病安从来"，也正是强调了"一生淡泊养心机"、善于调节情感在保持健康中的重要性。

④和调饮食，起居得宜，劳逸适度。《内经》有一段话："上古之人，其知道者，法于阴阳，和于术数，食饮有节，起居有常，不妄作劳，故能形与神俱，而尽终其天年，度百岁乃去。"明确指出了一个人要保持健康，就必须要掌握自然规律，根据天地阴阳法则调和各种方式，有节制、有规律地安排饮食和起居。饮食有节制，生活起居有规律，身体虽劳动但不使其过分疲倦，同时还要节欲保精。反对"以酒为浆，以妄为常，醉以入房，以欲竭其精，以耗散其真"，否则，就会导致疾病、早衰。《养生录》中谈到养生"六宜"，食宜早些、食宜暖些、食宜少些、食宜淡些、食宜缓些、食宜软些，也是对和调饮食的一个概括。

冯老师认为，做到饮食健康，关键要有合理的膳食结构。古人提出的"五谷为养，五果为助，五畜为益，五菜为充"就是基本的膳食结构。南宋陆游的养生方法是喝粥，他有一首诗写道："世人个个学长年，不悟长年在目前；我得宛丘平易法，只将食粥致神仙。"冯老师指出，老人、脾胃虚弱之人、大病初愈之人，食粥调养对其身体的康复是有很大益处的。对慢性肾炎，冯老师效仿岳美中老先生治肾病经验，使用《冷庐医话》中所载黄芪粥进行加味，有着较好的疗效。

饮食健康，还有一个意思就是安排好日常饮食，远离补药。冯老师认为，对于健康人来说，最好的补品就是日常饮食，而不是进食补品。正如《内经》所云："五谷为养，五果为助，五畜为益，五菜为充。"能够做到食饮有节，不要偏废就是最好的补药。冯老师指出，即便是甘草、人参这类补益之品，如果用之不当，对于人体来说也是有害无益的。冯老师常引用罗天益之言，人之养身，幸五脏之安泰，六腑之和平，谨于摄生，春夏奉以生长之道，秋冬奉以收藏之理。饮食之有节，起居而有常，少思寡欲，恬恢虚无，精神内守，此无病之时，不药之药也。同时，冯老师强调，确实身体较为虚弱需要药物调养之人，我们可以根据患者的体质，予以适当的调补，但不能过，过则为害。"五味入口，各归所喜，久而增气，物化之常，气增而久，夭之由也。"冯老师告诫，对于保健养生一定要"慎补"。还叮嘱，进补时必须在医生的指导下，根据阴阳气血的盛衰而调理。

无病防病，还需要注意合理的运动。运动的意义就是通过活动筋骨而达到疏通气血经络，和调脏腑，增强体质，延年益寿的目的。经常而适度的运动锻炼，有助于增强机体的抗病能力，促进疾病的恢复。步行、慢跑、太极拳都适合老年及慢性病病情稳定的患者。同时，冯老师强调运动锻炼也要掌握一个合适的度，不可过度运动。

⑤顾护先天肾、后天脾及娇嫩肺。中医学认为，人体的正气具有护卫肌肤和抗御外邪的作用，是构成人体和维持人体生命活动的重要物质，是由肾藏的先天精气、脾运化的水谷之气和肺吸入的清气构成。《内经》云："正气存内，邪不可干；邪之所凑，其气必虚。""四季脾旺不受邪。""卫气者，为言护卫周身，温分肉，肥腠理，不使外邪侵犯也。"说明了人体的御邪能力与肾、脾、肺三脏功能密切关系。保养正气，就是保养精、气、神。其中重在保精护肾和调养脾胃，因为"肾为先天之本""脾为后天之本"。通过对"先天"和"后天"的调养，就能为人体正常的生理功能打下坚实的基础，从而预防疾病的发生，降低疾病的危害，诚可谓"正气存内，邪不可干"。冯老师强调，为了身体康健，一定要注意顾护先天肾、后天脾及娇嫩的肺。

保肾精：《类经》云："善养生者，必保其精，精盈则气盛，气盛则神全，神全则身健，身健则病少，神气坚强，老而益壮，皆本乎精也。"故保养肾精，对身体的康健、疾病的预防至关重要。冯老师认为，保养肾精要注意三方面：一是节欲保精，养精首先要节欲，这是最关键的一种做法；二是常按摩下丹田，每天早晨和晚上各按揉一次，每次按揉120次，直到下丹田部位发热、温暖；三是合理饮食，通过营养的摄入来补益先天之精，全面均衡营养的饮食是保精的另一个重要手段。

养脾胃：脾胃为后天之本，气血生化之源。脾胃健，则气血荣，脏腑功能强健；脾胃衰，化源乏，则机体脏腑功能衰。早在《内经》中，就将脾胃归属于五行中的"土"，认为土为万物生长的根本。脾胃为"仓廪之官"，不论是饮食或药石，都要通过胃的受纳腐熟和脾的运化功能而被吸收转输，最终发挥作用。胃气衰败，百药难施。冯老师认为，仲景深得养脾胃、护脾胃的重要，治疗时特别注意顾护脾胃，祛邪而不伤正，尤其是《金匮要略》，系统而集中地反映了仲景重视脾胃的学术思想，值得后世深入学习和借鉴。冯老师诊病，脾胃健者，认为易于调治；脾胃弱者，认为难以调养。治疗中，处处顾护脾胃，一是不让病邪侵犯脾胃，用药来处处顾护中焦；二是不让药物伤及脾胃，选择药物不用过于寒凉之品，即使用也是短期，还常常配合陈皮、山药来防范药物伤及脾胃，充分体现了重视中焦脾胃的思想。对于药物的服用方法，冯老师所提倡的也体现了顾护脾胃的理念。一般汤剂均宜将煎得药液放温后服用，即温服。特别是方药中含有对胃肠道有刺激性的药物，温服能减轻对胃肠道的刺激。如麦门冬汤、苓桂术甘汤等汤剂多采用温服的方法，以振奋脾阳，助长药力。

护娇肺：肺为娇脏，生理上，肺脏清虚而娇嫩，吸之则满，呼之则虚，为脏腑之华盖，百脉之所朝会；病理上，外感六淫之邪从皮毛或口鼻而入，常易犯肺而为病，其他脏腑病变，亦常累及于肺。简而言之，肺位最高，邪必先伤；肺为清虚之脏，清轻肃静，不容纤芥，不耐邪气之侵。故无论外感、内伤，或其他脏腑病变，皆可病及于肺而发生咳嗽、气喘、咯血、失音、肺痨、肺痿等症症。鉴于此，冯老师强调要保护娇肺，人体要适寒温，防止外邪犯肺。若娇嫩之肺脏一旦被邪侵犯，当以"治上焦如羽，非轻不举"为法则，用药以轻清、宣散为贵，过寒、过热、过润、过燥之剂皆所不宜。

对于感冒流行期间，冯老师常让患者将 10mL 四季抗病毒合剂配上 1 颗藿香正气软胶囊服下。四季抗病毒合剂里面清热散风之品，再加上藿香正气丸中的藿香、苍术、半夏化湿，使寒者散之，湿者清之，热者退之，可以有效防范四时的流感感染，临床用之，颇有疗效。

⑥中年修复，再振根基。张景岳在《景岳全书·传忠录》中提出"人于中年左右，当大为修理一番，则再振根基，尚余强半"，这个观点就是我国古代著名的"中兴"养生理论。中年养生观点，是对养生理论的重要补充。冯老师认为，中年养生是人一生中养生的关键时机，中年修复，再振根基，这个阶段接受调养值得推崇，认为中年人应当抓住正气尚健的大好时机，认真"修复"其元气之亏损和纠正诸多不良生活习惯，勇于放弃一些让身心过于劳倦的事务，以复惜元，再振根基，将一个健康体魄带到更为美好的老年时期，争取尽享天年，亦不枉张氏力倡"中兴"之旨。对于此观点，冯老师在各种场合向中年人推荐，具体有饮食有度、合理睡眠、合理运动、精神放松、正确得失观、定期体检、适当药物调理等。

（2）已病早治

《素问·阴阳应象大论》云："故善治者治皮毛，其次治肌肤，其次治筋脉，其次治六腑，其次治五脏，治五脏者，半死半生也。"《素问·八正神明论》又说："上工救其萌芽……下工救其已成，救其已败。"对于疾病染身，冯老师提倡治病于未形，已病早治，同时积极防止疾病的发展与传变。

①治于未形：冯老师认为，疾病处于隐匿时期，患者尚无自觉症状，医生亦不能察觉具有诊断价值的症状和体征，但通过体检和现代检测仪器等手段发现了一些疾病或异常情况，如检查所得的高血脂、高尿酸血症、无症状高血压、糖耐量异常、微量蛋白尿等。此种状态可以称之为"相对未病"状态。此时给予相应地治疗，可以防止疾病的进一步发展，有利于疾病逆转。治于萌芽阶段，可能花费少、费力小，但是效果可能显著，这就是张景岳曾谓"治于未形，故用力少而成功多"。

②及早治疗防止发展与传变：《黄帝内经素问集注·刺热》云："脏气热于内，必先现于色。病虽未发者，谓虽病而未与外热交争也，见其色而即刺之，名曰刺未病。"这个思想也是早期治疗的一个部分，就要及时采取措施，积极治疗，防止疾病的发展与传变。

疾病处于初期的时候，一般病位较浅，症状比较轻微，病情较单纯，对正气损害也不重，此时进行早期治疗，往往用药不多却效果良好，可以截断病情，防止传变发展，达到"治未病"的目的。正如清代徐大椿《医学源流论》中说："故凡人少有不适，必当即时调治，断不可忽为小病，以致渐深。"

在病之萌芽阶段，可能存在正气不足的情况，但此时机体修复能力尚强、病邪较弱、病位较浅，祛邪较易，可及时祛邪外出而愈。如失治误治，邪滞经络，正气可能进一步受损，如果尚不严重，由于人体具有一定代偿能力的，其开始对脏腑气血津液等的影响可能不易察觉，但日久反复，多次多处多经络阻滞不通，必将不同程度累及脏腑气血津液及其功能，此时临床表现凸显，治疗效果却难以显现。冯老师常引用罗天益之言："凡人有疾，不时即治，隐忍冀瘥，以成痼疾。小儿女子，益以滋甚。时气不和，便当早言。若不早治，真气失所。邪方萌动，无惮劬劳，不避晨夜而即治之，则药饵针艾之效，必易为之。不然患人忍之，数日乃说，邪气极盛而病极，成而后施治，必难为力。"所以冯老师告诫弟子对于一个疾病的出现，一定要及早治疗，防止发展与传变。

（3）既病防变

①脏腑传变，预防在先：中医"治未病"还强调根据疾病传变规律，对可能被波及影响的部位，先采取预防措施，以阻止疾病传至该处，截断疾病的发展，

从而将疾病局限于某一部位，以遏制疾病，提高疗效。

因为，脏腑经络是相互联系的，疾病也是不断变化的，机体某一部位发生病变，必然要向相邻的部位或有关脏器发生传变。这种传变一般是有规律的，如《素问·玉机真藏论》指出："五脏受气于所生，传之于其所胜，气舍于其所生，死于其所不胜。"治未病的原则，就是要求医生根据疾病的传变规律，从全局的观点、动态的观点，对可能受到传变的脏器和可能受到影响的气血津液，采取预防性的治疗措施，阻断和防止病变的转移、扩大和传变，把病变尽可能控制在较小的范围内，以利于病变的最终治愈。

如《难经》中就说："所谓治未病者，见肝之病，则知肝当传之与脾，故先实其脾气，无令其受肝之邪，故曰治未病焉。"这是医圣张仲景既病防变的一个发挥，确立了行之有效的"截断疗法"，丰富和发展了中医"治未病"理论。

②先安未受邪之地：清代叶天士，其根据温病卫气营血的发展规律，热邪易化燥伤阴的特质，于著作《温热论》中，首次提出"先安未受邪之地"的观点。叶氏提出"务在先安未受邪之地"的原意，出自原文第 5 条："肾水素亏，虽未及下焦，先自彷徨矣，必验之于舌，如甘寒之中加入咸寒，务在先安未受邪之地，恐其陷入易易耳。"论述叶氏在治疗斑出热仍不解时，谓此乃胃津亡而水不济火也，由于热邪不燥胃津必耗肾液，假如平素肾水不足，病虽未及下焦，仍当防其陷入。因此，在用药上主张在甘寒养胃的同时，加入咸寒之品以滋肾养阴。由此可见，叶氏对"治未病"的发挥，已逐渐超出了五行学说的范围。

冯老师认为，"先安未受邪之地"就是采用特效方药，针对病原和即将产生的病理变化，截断其进犯之机，主动有效地控制住病情的发展。临证需要详查病机，紧抓病机，预察未来，防止疾病进一步发展转变。"先安未受邪之地"的思想充分体现了先证而治，既病防变的原则。

冯老师临证使用叶天士"先安未受邪之地"的原则具体体现在如下方面：邪气盛时，祛邪务尽务早，以邪去正安；热病，一定注意保津养阴，防止阴津匮乏；正确辨证施治，防止疾病传变及加重；重视患者体质，预护正气及脾胃。

针对温病过程中温邪最易化燥伤阴的基本病理变化规律，当温病发展至中焦伤及胃阴时，本应甘寒养胃，但由于患者体质的特点和病情发展进而会损伤下焦肾阴的规律，冯老师会仿效叶天士的方法在甘寒之中加入咸寒之品，先病机发展一步滋养肾阴，以加强下焦正气，防止温邪的深入传变，具体体现了"先安未受邪之地"的思想。

冯老师还常向弟子讲述全国名老中医朱良春治疗热病用附子先证而治的经验，正当患者高热、神昏、烦躁、脉数呈一派热邪壅盛之证时，若见舌淡润嫩胖，口渴欲饮，或但饮热汤，或面色苍白，或汗出，四肢欠温，或小便色清这一二先兆症，即及时使用附子于辨证方药中，以截断病势，避免亡阳厥脱之变。冯老师大赞此处理方法，认为是真正"上工"之法。

冯老师对于高血压患者伴有颜面潮红，性情急躁者，常常先予平肝阳之品，还套用补阳还五汤进行加减预防中风。对于肺炎、肾盂肾炎需要较长时间使用广谱抗生素者，患者往往会逐渐出现苔厚腻，纳差等，冯老师常先予香砂六君子加减，一可防范脾胃受损，二可增强抗病能力，促进疾病痊愈。

③谨慎用药，防范药物所伤：冯老师指出，通常老百姓得了病就会想到吃药，希望疾病能尽快得到缓解。可是，人们往往容易忽视药物并不是万能且有毒副作用这个道理。临床上，用药不慎造成病情加重、身体受到伤害，尤其是肝脏和肾脏受到伤害的事情时有发生。药物致病的问题，多为过度用药或不能把握药物的使用剂量或疗程，适时调整治疗方药而致新病发生。因此，冯老师告诫，谨慎用药，防范药物对机体的不良作用。

④注意患者体质，周全调配药物及饮食：王琦等对体质给出了一个定义，即"体质是一个生命过程中，在先天遗传和后天获得的基础上表现出来的形态结构、生理功能和心理状态方面综合的、相对稳定的特质"。"体质"是在中医理论发展过程中形成的病理生理学的一个概念。具体而言，"体质"就是机体因为脏腑、经络、气血、阴阳等的盛衰偏颇而形成的素质特征。个体体质的不同，表现为在生理状态下对外界刺激的反应和适应上的某些差异性，以及发病过程中对某些致病因子的易感性和疾病发展的倾向性。体质强弱不仅对发病有重要意义，而且还与传变预后密切相关。外感热病传变迅速，可瞬息变化，证可以很快消失，而质却依然存在。因此，冯老师认为，体质因素是临床对变化较快疾病选择用药时的一个重要参考因素。

患者体质决定了对某种致病因素和某些疾病的易感性，而且在发病形式上，由于邪气的种类、性质、强弱和致病途径不同，个体又有脏腑气血阴阳偏颇的体质差异，从而产生了疾病病机的从化，在疾病的开始阶段即可表现为不同的类型。同样是外感致病的感冒，不同的体质表现的证型不同。气虚、阳虚体质的患者多表现为风寒感冒，阴虚体质的患者则多表现为风热感冒。因此，治疗原则必然迥异。无论是急性病还是慢性病的治疗，冯老师强调要紧密结合患者体质特点。

中医学一直在治疗中注意患者体质，叶天士指出："如面色白者，须要顾其阳气……面色苍者，须要顾其津液。"针对面色白的人，亦可谓为阳虚体质者，须考虑其本身阳气已经不足，切记不可过用寒凉药，以十分之六七，待邪热渐退时即可，否则容易造成阳气衰亡；而针对面色苍的人，则考虑其本身阴虚火旺，亦可谓阴虚体质者，在运用清凉之品后，当见热减身凉时，不可以为虚体即投温补之剂，否则容易出现死灰复燃，即条文中的"炉烟虽熄，灰中有火"。必须详细诊察，方可少量地用一些，切勿盲目地滥用温补法。冯老师认为，这个原则不仅针对湿热病的后期，而且对所有温病后期欲用温药者，都是如此。

对于治疗急性病，冯老师强调要根据患者体质类型进行疾病的辨证施治。治疗慢性病，强调既治疾病又调体质，体质与疾病并重。针对慢性疾病的治疗，温振英认为一定要分清标本、主次，病变为标，体质为本，单纯治疗疾病本身而不调体质乃治标不治本之举，多不能取效或疗效维持不长久。因而冯老师强调必须既治疾病又调体质，以平衡人体阴阳气血，协调五脏六腑功能。

临证时，冯老师对痰湿体质感受温邪性质病邪，提醒一定要注意化痰与清热并用，以防止痰与热搏结，热以痰为依附而加重病情；痰湿体质感受湿热性质病邪，当祛湿、化痰、清热并用，并且注意不可过用或早用苦寒，因苦寒敛邪。素体有瘀血者，宜配用活血化瘀药物。

⑤用药强调中病即止：冯老师认为，凡是具有治疗作用的药物，长期服用均有副作用，经治疗，症状消失，就要及时停药，这就是"中病即止"。中医在治疗上非常注重"中病即止"，所谓"过犹不及"。《素问·经脉别论》"生病起于过用"，提示我们治病应该以平为期。如果患者的疾病经过治疗后已经到达最佳状态，再给药物很可能把已经治好了的疾病给治成另外一种疾病；对于药性猛烈的

药物而言，病大体已去，就要停止使用该药，或用其他药物进行调理，如果再给药对病患的身体就是一种损伤。

《百合狐惑阴阳毒病脉证治第三》5 条的百合地黄汤，功能滋阴清热、润肺安神，是百合病的正治法。方中百合润肺清心，益气安神；生地滋阴清热益心营；用煎百合，使阴复热退，百脉调和。但须注意"中病，勿更服"。因方中生地量重，性味寒腻，妨碍脾胃之运化，故须中病即止，以免壅中滞膈，滋腻碍胃。

峻剂治疗，攻邪虽速，但易伤脾胃气阴，故更应该中病即止，以知为度，才能攻邪而不伤正。使其发挥治疗攻邪之效而去耗伤正气之弊。对于汗法，《卫生宝鉴》指出"当汗之时，犹有过汗之戒，况不当汗而汗者乎。遂以黄建中汤加白术服之，滋养脾胃，生发荣卫之气。又以温粉扑其皮肤。待春气盛，表气渐实，即愈矣"。这也是中病即止，防范变生他病的一个例子。

（4）愈后防复

愈后防复是指疾病初愈，为促进康复，防止复发所采取的防治措施。仲景认为，大病初愈，阴精阳气一时难复，倘调养不慎，病易反复，所以需采取调养脾胃、扶正固本等措施予以预防。《医宗金鉴·伤寒要诀》曰："新愈之后，脏腑气血皆不足，营卫未通，肠胃未和，惟以白粥静养为善。"

病后饮食调养尤其重要，冯老师告诫一定不能一味进食补品。饮食调理需要注意以下几点：一是注意脾虚不耐，大凡外感、内伤诸病新瘥，病者脾胃多处于虚弱状态，若骤食油腻厚味之品，或勉强多食，使尚未复元的脾胃、元气倍伤而受损，既加重已病，又易变生他证；二是注意补不辨体，病后体虚，有阴伤液耗、营血不足、阳衰气弱等不同，一味大补，会加重机体内部的不平衡，导致疾病复发；三是注意不要闭门留寇，如外感热病新瘥，发热虽退，胃气已虚，余邪未尽，若纳谷太骤，早进油腻滞物，每致食滞气机，余邪得食滞复燃而又见发热等症，造成"闭门留寇"之患。

合理营养是预防疾病康复阶段饮食不当的主要措施。冯老师在合理营养方面强调，首先，病后饮食调养要顾及脾胃之气，以醒胃气为原则。在疾病初愈之际，既要注意增加营养以增补正气，但又不可恣意进食，当视脾胃的具体情况，选择相适宜之品，适当地摄入。对于脾胃虚弱者，首先饮食数量应从少到多，质地上宜从稀到浓，从易消化到正常饮食；其次，病后饮食必须辨证调养。根据疾病的阴阳、表里、寒热、虚实之异，选择性味不同的食物。如高热之疴必耗气伤津，可选清热生津的西瓜、梨、甘蔗汁、绿豆、藕、荸荠、龟、老鸭等寒凉之品；若久病后阳气虚衰，畏寒肢冷，就宜选益气壮阳温里的枣、桂圆、栗、胡桃、蜂蜜、山药、芝麻、牛肉、羊肉、狗肉、牛奶、姜等温热性食物，以避免食复，达到祛除余邪之目的。

（谢席胜　汪明）

学术传承

川派中医药名家系列丛书

冯志荣

冯老师所带学生有何钢、谢席胜、魏雪飞、汪明、李传芬、叶灵兰、雷雨。

何钢：大学本科，1997年被国家中医药管理局指定为全国第二批名老中医药专家学术继承人之一，师从冯志荣学习，通过国家中医药管理局考评合格，获得了由国家人事部、卫生部、中医药管理局颁发的"全国老中医药专家学术经验继承人出师证书"。中医内科副主任医师，自贡市中医院消化专科主任。获得2010年"四川省医药卫生系统先进个人称号"。

谢席胜：临床医学博士，硕士生导师。四川省学术技术带头人、四川省首届有突出贡献中青年专家，享受"国务院政府特殊津贴"。川北医学院二级教授，南充市中心医院肾内科主任、内科规范化培训基地主任，研究生科科长。1998～2000年跟随冯老师学习，主持冯老师经验的整理和继承工作。

魏雪飞：大学本科，自贡市中医院副院长、主任医师，四川省中医管理局学术技术带头人。四川省中医学会内科专业委员会委员、自贡市中医药学会副会长。1997～2000年跟随冯老师学习，参与冯老师经验的整理和继承工作。

汪明：川北医学院第二临床医学院教授，硕士生导师。南充市中心医院中西医结合肛肠科副主任。四川省中医管理局学术技术带头人，中华中医药学会肛肠专业委员会常务理事，中国中医药高等教育学会临床教育研究会肛肠分会理事，中国医师协会中西医结合大肠肛门病专业委员会委员，四川省中西医结合学会大肠肛门病专业委员会副主任委员，四川省中医药学会肛肠专业委员会委员，四川省医师协会肛肠科专委会委员。1998～2000年跟随冯老师学习，参与冯老师经验的整理和继承工作。

李传芬：毕业于成都中医药大学医学系，大学本科，副主任中医师。2013年被遴选为"四川省优秀中医临床人才"。自贡市老年病专业委员会副主任委员，自贡市治未病专业委员会副主任委员。成都中医药大学兼职副教授，四川理工学院生物医学工程专业兼职教师。2006年至今跟随冯老师学习，参与冯老师经验的整理和继承工作。

叶灵兰：毕业于成都中医药大学，硕士学位，副主任中医师。2008年至今跟随冯老师学习，参与冯老师经验的整理和继承工作，现为自贡市中医院治未病科医生，专攻老年人群体质的中医认识和调理。

雷雨：毕业于成都中医药大学，硕士研究生，副主任中医师。四川省中医外科、中医皮肤科专业委员会委员，自贡市中医外科专业委员会委员。现为自贡市中医医院皮肤科医生，从事中医外科、中医皮肤科、美容科临床及科研工作。2008年至今跟随冯老师学习，参与冯老师经验的整理和继承工作。

参考文献

［1］向旭. 糖尿病便秘的发病机制及治疗进展. 临床消化病杂志［J］, 2013, 25（4）:
251-252.

［2］舒涛. 中医药治疗糖尿病便秘研究进展. 辽宁中医药大学学报［J］, 2008, 10（9）:
31-32.

［3］Otoda T, Kanasaki K, Koya D. Low-protein diet for diabetic nephropathy. Curr Diab
Rep. 2014 Sep, 14（9）: 523.

［4］Kato M, Natarajan R.Diabetic nephropathy-emerging epigenetic mechanisms. Nat Rev
Nephrol. 2014 Jul 8. doi: 10.1038/nrneph.

［5］赵恒志, 郭玉兰. 健脾祛湿汤治疗慢性溃疡性结肠炎46例［J］.河南中医学院学报,
2005, 20（4）: 64.

［6］方药中, 邓铁涛, 李克光, 等.实用中医内科学［M］.上海: 上海科学技术出版社,
1994.

［7］陆再英, 钟南山.内科学［M］.北京: 人民卫生出版社, 2013.

［8］周仲瑛.中医内科学［M］.北京: 中国中医药出版社, 2003.

［9］雷载权.中药学［M］.上海: 上海科学技术出版社, 1995.

［10］曹毅, 冯欣, 王博.慢性肺源性心脏病失代偿期的中医治疗思路［J］.新中医,
2005, 40（9）: 11-12.

［11］陆再英, 钟南山.内科学［M］.北京: 人民卫生出版社, 2008.

［12］刘秋琼, 高玉桥.中药治疗肺结核的研究进展［J］.中药材, 2007, 30（11）: 1478-
1481.

［13］贾传春.中药制炭理论之现代观［J］.中医药信息, 1990（3）: 10-11.

［14］雷载权.中药学［M］.上海: 上海科学技术出版社, 1995.

［15］王晓黎, 王军宪.鹿衔草临床应用概况［J］.陕西中医, 2000, 29（1）: 45-46.

［16］Wei B, Pang Y, Zhu H, et al. The epidemiology of adolescent acnein North East China［J］.
J Eur Acad Dermatol Venereol, 2010, 24（8）: 953-957.

［17］Shen Y, Wang T, Zhou C, et al. Prevalence of acne vulgaris in Chi-nese adolescents
and adults: a community- based study of 17, 345subjects in six cities［J］. Acta Derm

Venereol，2012，92（1）：40-44.

［18］严迩晗，彭拥军，刘跃光 . 寻常痤疮中医研究概述［J］. 辽宁中医药大学学报，2014，16（7）：132-134.

［19］Katsambas A，Papakonstantinou A.Acne：Systemic Treatment［J］.Clin Dermatol 2004，22（5）：412-418.

［20］Katsambas AD，Stefanaki C，Cunliffe WJ.Guidelines for Treating Acne［J］.Clin Dermatol，2004，22（5）：439-444.

［21］张学军 . 皮肤性病学［M］. 第 8 版 . 北京：人民卫生出版社，2013.

［22］张文平，陈惠群，张文书，等 . 四物汤抗炎止痒作用的实验研究［J］. 时珍国医国药，2006，17（9）：1685.

［23］杨慧敏，徐佳，杨岚，等 . 皮肤瘙痒的发生机理与中医辨证施治相关性探讨［J］. 中国中西医结合皮肤性病学杂志，2006，5（3）：178.

［24］罗瑞芝，贾伟，赵利斌，等 . 何首乌研究进展［J］. 中草药，2005，36（7）：1097-1100.

［25］卞如濂 . 过敏介质的研究［J］. 中国药理学通报，1987，3（7）：34.

［26］Saeedi M，Morteza-Semnani K，Ghoreishi M R. The treatment of atopic dermatitis with licorice gel［J］. Dermatolog. Treat，2003，14（3）：153-157.

［27］乐杰 . 妇产科学［M］. 第 7 版 . 北京：人民卫生出版社，2008.

［28］王蕾，张炎，周杰 . 中医药为主治疗外阴白色病变近况［J］. 北京中医，2004，23（3）：173.

［29］费何，隋龙 . 外阴白色病变的研究进展［J］. 国外医学计划生育 / 生殖健康分册，2007，26（5）：274-276.

［30］Liu XL，C hen K，Shi H，etal. Effects of dabuyin wan on blood glucose level and immune function in experimental diabetic or Yin deficiency mice［J］.Chin JMAP，2000，17（3）：185-187.

［31］刘雪莉，陈凯，史红，等 . 大补阴丸的降血糖与免疫调节作用［J］. 中国现代应用药学杂志，2000，17（3）：185.

［32］Wang B. Clinical application of dabuying pills in blood syndrome［J］. Hunan Guiding JTCM，2003，9（12）：29-30.

［33］张治祥，王艳，马宏秀．大补阴丸加味汤治疗类风湿关节炎21例［J］．陕西中医，2005，26（8）：769-770．

［34］郑怀南．徐福松治疗男子精液异常不育症思路探讨［J］．湖北中医杂志，2003，25（6）：16-17．

［35］清·吴鞠通．温病条辨［M］．北京：人民卫生出版社，2005．

［36］刘景源，王庆侠．温病辨治汇讲［J］．中国临床医生，1999，27（7）：2-5．

［37］谢忠礼．《温热论》论湿初探［J］．江苏中医，1999，20（10）：7-8．

［38］清·叶天士．临证指南医案［M］．北京：华夏出版社，1995．

［39］马烈光．论中医"治未病"的学术特色［J］．中医药学报，2010，25（6）：1035-1037．

［40］李伟．试探张仲景的治未病学术思想［J］．河南中医，2009，29（4）：319-320．

［41］刘奇，陈靖雯，李赛美．张仲景"治未病"学术思想探微［J］．新中医，2012，44（4）：145-146．

［42］白玲玲，岳小强，王丽娜．以中医治未病思想指导无症状疾病的防治［J］．云南中医中药杂志，2009，30（8）：72-73．

［43］杨继洲．浅释中医治未病［J］．云南中医中药杂志，2008，29（12）：68-69．

［44］杨景锋，任艳芸，文颖娟．罗天益学术思想探析［J］．中国中医基础医学杂志，2014，20（6）：719-721．

［45］洪金亿．叶天士《温热论》中"先安未受邪之地"思想研究［D］．硕士研究生学位论文．